I0040927

Te "431

T.2660.
O.K.q.

TRAITÉ DE L'ERGOT

DU SEIGLE.

Nouvelles Découvertes.

A L'HUMANITÉ SOUFFRANTE,

TOUTE MON AFFECTION.

Chaque exemplaire sera signé par l'Auteur ; et ceux qui ne seront point revêtus de sa signature, seront considérés comme fausse édition.

TRAITÉ DE L'ERGOT

DU SEIGLE,

OU DE SES EFFETS SUR L'ÉCONOMIE ANIMALE,

PRINCIPALEMENT LA GANGRÈNE;

Par J. F. COURHAUT,

Ancien Chirurgien auxiliaire de la Marine royale, faisant fonctions de Chirurgien-Major sur les vaisseaux de Sa Majesté, et de Chef d'ambulance maritime dans les campagnes d'Égypte, de St.-Domingue et autres (11 ans); Chirurgien en chef de l'Hospice civil de Marcigny-sur-Loire (20 ans gratis), et Officier de santé à Chalon-sur-Saone.

Le titre honore le Savant, et ne fait pas le savoir.

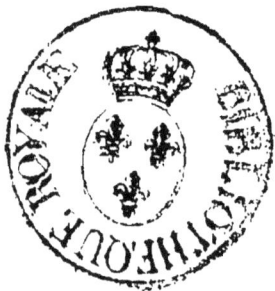

BIBLIOTHÈQUE ROYALE

A CHALON S. S.,

CHEZ DEJUSSIEU, IMPRIMEUR DU ROI.

Janvier 1827.

A Monsieur le Marquis DE VAULCHIER, *ancien Préfet de Saone et Loire, Directeur général des Postes aux lettres, Conseiller d'État, Chevalier de l'Ordre royal de St.-Louis et de la Légion-d'Honneur,*

MONSIEUR LE MARQUIS,

Cet Opuscule naquit sous votre égide ; vous daignâtes protéger son origine, et vous seul avez bien voulu vous intéresser à lui : permettez, Monsieur, qu'en voyant le jour, ses premiers pas se dirigent près de vous.

De hautes dignités vous ont soustrait à notre bonheur ; elles étaient dues à votre mérite. Plein de confiance dans vos goûts pour les sciences et les arts, l'Auteur espère trouver en vous, Monsieur le Directeur et Conseiller d'Etat, la protection de Monsieur le Préfet de Saone et Loire, si son ouvrage est digne des sentimens d'humanité dont vous nous avez donné tant de preuves.

Agréez, Monsieur le Marquis, ce faible hommage de l'un de vos anciens Administrés, ainsi que l'honneur d'être, avec soumission et respect,

Monsieur,

Votre très-humble et très-obéissant serviteur,

COURHAUT.

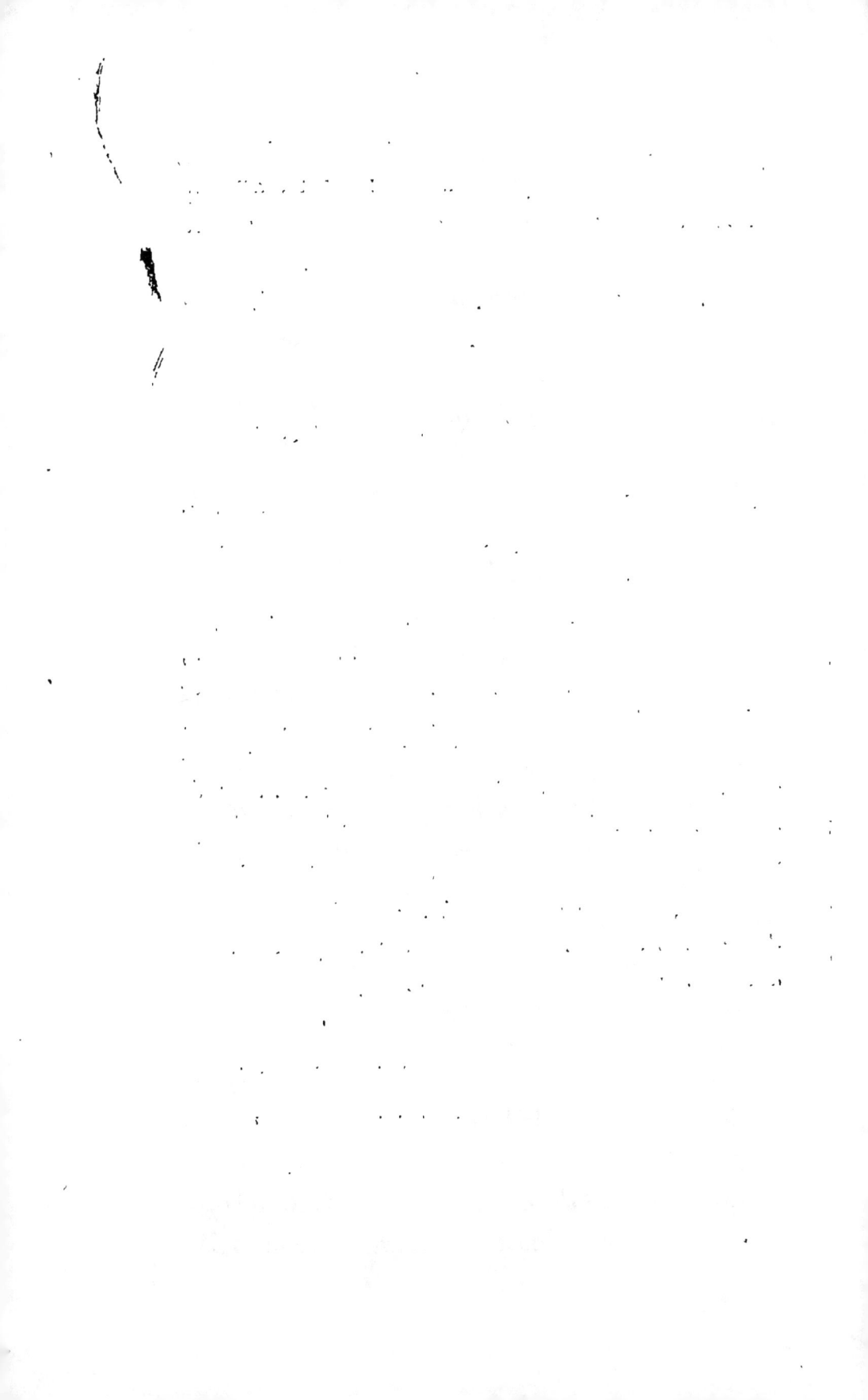

AVIS AUX LECTEURS.

EN 1817, *je m'adressai à Son Excellence le Ministre de l'Intérieur pour lui annoncer que j'avais découvert un des principes constituans de l'Ergot ; que ce principe était le Putréfiant, et que j'avais aussi trouvé les moyens de le neu- traliser et d'arrêter son influence délétère sur l'espèce humaine.*

Monseigneur le Ministre daigna me répondre, le 15 octobre 1817, que, conformément au dé- cret du 18 août 1810, nul n'avait le droit d'ad- ministrer des remèdes secrets ; mais que si je voulais lui adresser un Mémoire dans lequel je lui expliquerais ma découverte ou indiquerais ma recette, il le communiquerait à la Faculté de Médecine de Paris ; et que, d'après le juge- ment de cette Faculté, Son Exc. déciderait si elle doit en proposer l'acquisition au Gouverne- ment, conformément au décret précité.

Je me soumis à l'invitation de S. Exc. Je lui envoyai un petit Mémoire sur le Seigle ergoté, auquel je joignis le détail de plusieurs observa- tions sur les effets de l'Ergot sur l'économie ani- male, et sur les heureux effets de ma méthode curative. *Le 1.ᵉʳ décemb. 1817, sous le N.º 36176, S. Exc. daigna m'accuser réception de mon Mé-*

moire, et sa transmission à la Commission des remèdes secrets.

Le 4 mai 1818, je reçois une lettre de M. Desgranges, Médecin distingué de Lyon : il m'informait qu'il avait lu sur le Journal de Médecine, Chirurgie et Pharmacie, rédigé par M. Leroux, doyen de la Faculté de Médecine de Paris, cahier de décembre 1817, page 551 des bulletins de cette société, que j'avais envoyé un mémoire sur le seigle ergoté.

Le même journal, pages 554 et 555, donnait un extrait d'un ouvrage de M. Desgranges, adressé à la même Faculté, sur les vertus obstétricales de l'Ergot : de sorte que, ajoutait ce Savant, nous nous sommes occupés en même temps de la même substance.

Jusqu'à cette époque, rien n'avait transpiré de ma découverte, et aucune réponse n'avait été faite de nulle part, lorsque, le 23 mars 1819, M. Desgranges eut la bonté de m'annoncer qu'il avait été soutenu à la Faculté de Médecine de Paris, le 16 mai 1818, une thèse qui a pour titre : Considérations médicales sur le Seigle ergoté, *par M. J. L.* Bordot *de Dijon. Il m'offrit de me la faire parvenir : encore faut-il savoir comme on dispose de nos biens, ajoutait-il, car elle est majeure partie de votre Mémoire, et le reste du mien. Bientôt après, M.* Desgranges *m'apprit que M.* Orjollet *avait soutenu thèse sur* le même sujet à la Faculté de Strasbourg, dans laquelle j'étais également cité d'après celle de M. Bordot.

Je ne me plaindrai pas de l'espèce de violation qui a été faite de ma découverte dont je n'avais point autorisé la divulgation ; je me féliciterai même de ce que la communication de mon Mémoire, en répandant la connaissance des moyens de guérir les maladies provenant de l'usage du Seigle ergoté, a déjà pu sauver la vie à des malheureux qui eussent été victimes des effets délétères de ce poison.

« Il était réservé à un Praticien de mon Département (Côte-d'Or), dit M. Bordot dans sa thèse, de faire connaître cette branche de thérapeutique mise en pratique dans les épidémies qui régnèrent, pendant ces années dernières, dans le département de la Côte-d'Or, canton de Nolay. »

Je dois relever une erreur commise par M. Bordot. L'épidémie a eu lieu non pas dans le canton de Nolay, mais dans les départemens de Saone et Loire et de l'Allier. J'ai vu les effets de cette épidémie, puisque j'étais chargé, en qualité de chirurgien en chef de l'hospice de Marcigny, et que ma clientelle s'étendait sur 28 Communes de ces deux Départemens.

Je n'ose accepter dans toute son étendue cette espèce d'éloge de M. Bordot ; mais il est flatteur

**

*pour moi qu'il m'ait cru digne de le mériter ;
et j'ai la douce satisfaction d'être certain que
l'emploi de mes procédés a été utile à un grand
nombre de mes compatriotes.*

*Après la publication de mon premier Mé-
moire par* M. Bordot*, je m'occupai de com-
pléter mon ouvrage ; et, pour y parvenir,
il me fallait découvrir la formation de l'Ergot ;
combattre certaines assertions rapportées par*
M. Bordot*, découvrir sur quel organe son action
délétère avait le plus d'influence ; et, pour sa-
tisfaire* M. Desgranges*, chercher l'action de cette
substance sur l'utérus, rendre compte de ses
effets médicaux. Cette tâche n'était pas l'affaire
d'un jour ; il m'a fallu des successions d'années
ergotiques et des observations suivies pour at-
teindre ce but ; enfin mon ouvrage était presque
terminé lorsque j'en adressai le plan à* M. Chaussier*, et voici ce que ce professeur m'a fait l'honneur de me répondre.*

Paris, le 6 janvier 1820.

La lettre que vous m'avez fait l'honneur de
m'écrire, en date du 28 novembre 1819, n'a été
remise à l'Hospice de la Maternité que le 17 décembre. Vous me parlez, Monsieur, des recherches que vous avez faites sur le Seigle ergoté,
sur la formation, la nature et les effets de cette
substance, et vous vous proposez de publier *ex*

professo. Je ne puis assurément qu'applaudir à vos vues, et le plan que vous me tracez de votre travail me paraît bien conçu.

Je vous invite donc à le mettre à exécution; et je suis persuadé qu'il sera bien accueilli, d'autant plus que vous avez eu occasion d'en observer les effets pernicieux sur divers individus qui avaient fait usage du pain chargé de Seigle ergoté, et que vous avez trouvé le moyen d'y remédier.

Quant aux vertus obstétricales que l'on attribue au Seigle ergoté, je conserve des doutes sur ce point. Plus d'une fois il a été employé à l'Hospice de la Maternité, et je n'ai vu dans aucun cas des preuves évidentes de son efficacité; au surplus, comme il paraît que vous avez fait une étude particulière de l'effet de l'Ergot sur les femmes grosses, j'attendrai vos observations sur ce point, pour avoir une opinion décisive; je les recevrai avec plaisir.

En attendant, je vous prie, Monsieur, d'agréer l'affection de mes sentimens.

Signé, CHAUSSIER.

L'invitation que daigne me faire M. Chaussier est trop honorable et trop flatteuse pour avoir négligé aussi long-temps la publication de ce traité. Un ouvrage sur les natures de cause des inflammations, les moyens de les combattre et de les annihiler en moins de 24 heures, sans évacuations sanguines, m'a paru mériter davantage mon attention.

Cette découverte m'a conduit à d'autres qui dérivent de la première, et involontairement je suis parvenu à connaître un grand nombre des secrets de la nature. Entraîné malgré moi dans un labyrinthe dont les issues me parurent d'abord introuvables, j'adoptai pour boussole la nature de cause des inflammations; l'anatomie et la physiologie ont été pour moi des routes frayées; j'en ai suivi les sentiers les plus étroits; et cette méthode m'a produit les succès que j'ai signalés à S. Exc. le Ministre de l'Intérieur, par une notice que j'ai eu l'honneur de lui adresser le 19 février 1824, d'après le désir que me manifeste S. Exc. par sa lettre du 19 décembre 1823, n.° 13726, par laquelle elle me témoigne son étonnement sur les citations que j'ai l'honneur de lui faire et que je justifie par ma notice, tout en conservant le fruit de mes travaux. Cet ouvrage de longue haleine fait le sujet de mes veilles depuis nombre d'années.

En août 1825, je me rendis à Lyon. D'après l'accueil que daigna me faire M. Gensoul, chirurgien en chef de l'Hôtel-Dieu de cette Ville, M. Gensoul m'inspira de la confiance. Je n'avais que trois jours à rester à Lyon. Quelques malades furent désignés parmi les chroniques in-

curables : je préparai ce qui était propre à cha-
cun d'eux ; je le confiai à M. Gensoul, dans
l'espoir d'une correspondance suivie, et voici
la seule lettre que j'aye reçue :

Lyon , le 6 décembre 1826.

Monsieur,

Les malades que nous étions convenus de traiter, sont 1.º celui du chancre, mort suffoqué ;
la maladie envahissait jusqu'aux bronches ; 2.º celui du sarcocèle a volé des effets dans l'hôpital,
il a été expulsé ; il paraissait éprouver quelque
soulagement ; 3.º celui de la tumeur blanche est
sorti presque guéri, mais comme il avait un mo-
xa très-large sur le poignet malade , je crois
que nous ne devons pas le compter au nombre
des succès (*). Nous essayerons dans quelque
temps sur d'autres affections rebelles.

Je vous prierai de me renvoyer, le plus tôt
possible , le *speculum uteri* que je vous ai envoyé, attendu que j'en ai besoin tous les jours.

J'ai l'honneur de vous saluer.

Votre très-humble serviteur ,

Gensoul ,
Chirurgien en chef de l'Hôtel-Dieu.

(*) Ce malade n'est point celui convenu ; celui pour
lequel était préparé le préliminaire des moyens curatifs
était un ulcère fongueux et stagnant, situé au tiers su-
périeur de l'avant-bras droit d'un sujet cachexique et
marasmé, qui, du jour au lendemain, surprit M. Gensoul par le mieux manifeste qu'il y reconnut.

Si l'opuscule que j'ai l'honneur d'offrir au public paraît mériter son attention, et que les découvertes qu'il renferme puissent lui être agréables et utiles, je n'aurai rempli qu'une faible partie de mes devoirs envers l'humanité souffrante. Plus tard je pourrai m'acquitter de la dette que je contracte en ce jour, en publiant en sa faveur l'ouvrage que j'annonce et qui contient des faits et des découvertes d'une plus haute importance pour l'art de guérir.

Le tome 8.e du Dictionnaire de Médecine, en dix-huit volumes, est venu réveiller mon attention. J'ai pensé qu'il était bien temps que je réclame l'honneur de ma découverte et du bien qu'elle a pu faire. MM. les lecteurs sont priés d'avoir égard à mon début, et de prendre ma philantropie en considération, afin d'animer ma persévérance.

TABLE DES MATIÈRES.

CHAPITRE I.er — *Du Seigle.*

Art. 1.er *Du Seigle comme aliment et sa description.* 1

Art. 2. *De l'altération monstrueuse que présente le seigle, ou de l'ergot.* 4

Art. 3. *De l'analyse comparée avec la formation.* 9

CHAPITRE II.

Art. 1.er *De l'action de l'ergot sur l'économie animale.* 12

Art. 2. *Des signes qui font reconnaître que le seigle sera ergoté, et que la gangrène et les symptômes qu'éprouvent les malades dépendent de l'action de l'ergot.* 15

Art. 3. *Du système des anciens décrit par* M. Bordot. 16

Art. 4. *Des symptômes.* 28

CHAPITRE III. — *Du Traitement.*

Art. 1.er *Du Traitement prophylactique.* . . . 44

Art. 2. *Du Traitement que j'ai pratiqué en* 1813, 1814, 1816 *et* 1820. 52

CHAPITRE IV. — *De l'Ergot employé comme médicament.*

Art. 1.er *De l'action de l'ergot sur l'utérus.* . . 55

Art. 2. *De l'usage de l'ergot dans l'accouchement.* 58

1.ʳᵉ Observation. *Sur la formation de l'ergot, avec une planche et son explication à la fin.* . . 60

2.ᵉ *Sur la découverte de l'acide.* 68

3.ᵉ *Sur le traitement prophylactique.* . . . 70

4.ᵉ *Sur la détérioration de l'ergot.* 71

5.ᵉ *Sur la première période de la maladie et sur le pain ergoté mangé chaud.* . . . . . . id.

6.ᵉ *De l'ergot sur les nourrices.* 72

7.ᵉ *De l'ergot sur les femmes grosses.* . . . 73

8.ᵉ *Sur le premier essai de l'ammoniac.* . . . 74

9.ᵉ *Sur la première période, troisième degré.* . 75

10.ᵉ, 11.ᵉ, 12.ᵉ *Sur les trois degrés de la deuxième période.* 76

13.ᵉ, 14.ᵉ, 15.ᵉ, 16.ᵉ *Sur les quatre degrés de la troisième période* 80

17.ᵉ *Sur la dernière terminaison.* 88

18.ᵉ *Sur les ulcérés et obstrués.* 89

19.ᵉ *Sur les engorgemens séreux.* 91

20.ᵉ *Sur un malade abandonné à la nature.* . . 92

21.ᵉ *Sur l'ergot appliqué extérieurement.* . . 93

22.ᵉ *Observation de* M. Orjollet. 94

23.ᵉ *Observation de* M. *le médecin de l'hospice de Gayette.* 96

24.ᵉ *Sur la lenteur des progrès de l'ergot dans les années d'abondance.* 104

FIN DE LA TABLE.

TRAITÉ DE L'ERGOT

DU SEIGLE.

CHAPITRE PREMIER.
Du Seigle.

ARTICLE PREMIER.

Du Seigle comme aliment, et sa description.

Parmi les graines céréales qui servent de
nourriture à l'homme, le seigle en Europe
occupe le second rang. Quoique les peuples qui
en font usage soient généralement assez vigoureux, je crois, d'après d'assez exactes observations, que quelques phénomènes qui se mani-
festent dans leur constitution doivent être attri-
bués à ce genre de nourriture, d'autant plus que
je ne les ai pas reconnus si fréquemment chez
les peuples qui font usage de froment. En con-
sidérant l'homme qui s'alimente de seigle depuis
son enfance, on observera que jusqu'à l'âge
de 5 à 6 ans les enfans des deux sexes sont frais,
ont la chair ferme, la figure pleine, une belle
carnation, tout le caractère d'une bonne consti-

1

tution ; atteignent-ils l'âge de 8 ans jusqu'à 15,
16, 17 et même jusqu'à 22 ans, l'accroissement
se ralentit, et quelques individus sont affectés
de scrofules, d'obstructions et de maigreur ; il
en est chez lesquels la puberté ne se déclare
qu'à 20 ou 24 ans; ces individus ne sont pas
d'une haute stature. Les communes de Saone et
Loire, qui avoisinent le département de l'Allier,
nous fournissent de nombreux exemples de cette
observation aux époques des recrutemens ; il est
rare que les jeunes gens aient la taille requise
pour le service militaire; mais, à 24 et 25 ans,
on les voit se développer avantageusement; ils
deviennent grands et forts; les filles, à 20 et 24
ans, ont la fraîcheur et le teint de 15 à 16 ans.
Dans les communes du Brionnais, les habitans
qui se nourrissent de froment, à 17 et 18 ans
sont très-forts, très-grands et très-robustes ; la
nature et la différence du sol et du climat entrent
sans doute pour quelque chose dans ces phénomènes ; mais j'ai la conviction que le seigle,
comme aliment, en est la cause la plus influente.
En effet, c'est le genre de nourriture dont nous
faisons usage qui influe le plus sur notre constitution.

Le pain de seigle, dont la farine a été passée
au tamis, est très-blanc; il garde long-temps sa
fraîcheur ; mêlé avec du froment, il a une saveur
agréable qu'on aime sur-tout pendant l'été. Il

faut qu'il soit bien pétri et qu'il ait de la consistance, afin de pouvoir l'enfourner. Il est légèrement laxatif pour les personnes qui en mangent
rarement ; mais celles qui en font usage, sont
difficiles à émouvoir par les laxatifs. La farine
en cataplasme est émolliente et résolutive.

Il croît dans les pays sablonneux et pierreux :
très-peu de terre végétale suffit à son développement. On le sème en mars et en automne ; celui
qui se sème en mars, malgré la fertilité du ter-
rain, est moins gros que celui semé pendant
l'automne. On voit souvent de 2 à 15 tiges partir
de la même racine et s'élever à la hauteur de 2
à 6 pieds.

La racine est annuelle et capillaire ; la chaume
est noueuse, glabre inférieurement, lisse ; les
feuilles sont alternes, anguinantes ; les fleurs
hermaphrodites sont disposées en épis et très-
sensibles au contact de l'air froid ; l'épicène est
bivalve, biflore et attachée à chacun des crans
du rachis ; les valves sont étroites, aiguës, rudes,
lancéolées, plus courtes que les glumes ; la glume
est bivalve ; la valve extérieure est plus grande,
disposée en nacelle, couverte à son angle externe
de poils courts et très-rudes, terminée à son som-
met par une arête filiforme, longue, droite et
très-rude ; sa valve intérieure est plus courte,
molle, alongée, obtuse, concave. Le pollen est
une poussière jaune. Si la saison est chaude, le

pollen est lancé de la fleur, sur-tout dans un temps calme, et s'élève au-dessus des champs comme une espèce de fumée. Si vous contenez dans la main un ou plusieurs épis, cette poussière est lancée par petits flocons, avec une légère sensation.

Le fruit est un caryopse ovoïde, alongé, marqué d'un sillon longitudinal. Avant la maturité, il renferme une substance glutineuse, blanchâtre, qui devient farineuse à l'époque de la maturité du grain.

ARTICLE DEUX.

De l'altération monstrueuse que présente le Seigle, ou de l'Ergot.

Rien de ce qui est organisé ne peut échapper aux bizarreries de la nature, dont les lois générales sont cependant d'une régularité très-admirable. Le seigle sur-tout et plusieurs autres graminées sont sujets à la plus étrange monstruosité. Trop heureux les peuples auxquels il sert d'aliment, si ce funeste phénomène ne leur offrait qu'une curiosité de plus au milieu de toutes celles dont l'homme est frappé sans cesse ; mais la misère, l'ignorance et l'imprudence en ont fait un des fléaux les plus destructeurs de l'espèce humaine.

Plusieurs graminées, mais sur-tout le seigle,

sont sujets, au moment de la fécondation du germe, à présenter, au lieu du grain qui se développe lentement et pour parvenir à la maturité, une excroissance noirâtre, dont l'action sur l'économie animale est très-délétère. C'est à cette excroissance que l'on a donné le nom d'ergot ; de-là est venu le nom de seigle ergoté, *secale cornutum.* La ressemblance d'un grain de seigle ergoté avec l'ergot d'un coq, ou de tout autre oiseau, lui a fait donner ce nom. D'après *Weldenow*, l'ergot est un grain dégénéré, dont l'albumine a pris un accroissement considérable aux dépens de l'embryon qui a été entravé dans son développement. *Tillet* et *Duhamel* ont prétendu que le vice de conformation était le résultat de la piqûre d'un insecte. *Prulet* et *Décandalle* regardent cette végétation monstrueuse comme une espèce de champignon développé dans la balle que devait occuper le bon grain ; ils nomment ce champignon *scleratium clavus.*

Pour moi, j'indiquerai les causes sous l'influence desquelles cette altération du grain se forme et sa première époque. Pendant que la fécondation s'opère par le pollen, que le germe se forme, s'il tombe une goutte de pluie, ou qu'une grande humidité recouvre tout l'épi, et que les valves soient ouvertes, le germe, le pollen et les organes sexuels restent tous entièrement ou en partie dans les valves qui se refer-

ment par l'influence de la fraîcheur que porte le
liquide; et la chaleur qui survient un instant
après avec plus d'énergie, ainsi qu'on l'observe
lorsque le soleil perce à travers les nuages pluvieux, cette chaleur dessèche l'épi; les bords de
la glume s'agglutinent et se ferment exactement.

Maintenant, soit que les organes sexuels con-
tenus dans la glume n'aient point acquis leur
degré de perfection par défaut d'air atmosphéri-
que, soit que de l'eau ait pénétré dans la glume,
qu'elle y ait excité une effervescence, il en résulte une fermentation de ces organes qui donne
naissance à un principe putréfiant, dont le développement s'effectue sur l'enveloppe externe
du grain, sur le grain, et se fait apercevoir sur
la glume dès le premier jour en lui donnant une
teinte jaune-canari; sur l'enveloppe du grain,
par un point noir qui se dirige en rayons divergens sur toute la surface, et lui donne une teinte
brune-violacée. Il décompose le gluten; excite
dans son ensemble une désorganisation qui dirige
la conformation du grain de manière à lui donner
plus de développement et une forme différente
de celle qui lui est naturelle : alors, une abondance de sève, partant des racines, est conduite
par la tige de la plante. Si la température se
conserve humide, cette sève poisseuse, limpide
et transparente, arrive jusqu'à la glume la plus
élevée, si elle est affectée; inonde l'épi, fournit

au développement de l'ergot, fait naître de nouveaux principes sur d'autres glumes disposées à
la fécondité, fait avorter celles fécondées, et
l'épi est plus ou moins poisseux, selon le nombre
de grains ergotés. En peu de jours cet épi est
tout dénaturé ; on y remarque des espaces sté-
riles, quelques bons grains çà et là, et un nombre varié de grands et gros grains noirs de toutes
longueurs et de toutes formes. Quelques-uns de
ces grains portent depuis 20 jusqu'à 24 lignes de
longueur. Ce désastre de l'épi est proportionné
à la persévérance des temps pluvieux et humides.
Dès que le soleil paraît, l'abondance de sève est
interceptée ; elle se change en une poussière
blanche et sucrée, qui s'attache à l'épi, aux
valves, aux grains ergotés et tout le long de la
tige qui a pris une nouvelle vigueur et un vert
plus foncé pendant cette effervescence.

L'excroissance monstrueuse qui représente le
bon grain prend une forme ordinairement cour-
bée ; les valves, déjà de couleur jaune-serin, se
gonflent et laissent souvent paraître le monstre ;
sa forme est dépendante de la partie du caryopse
ovoïde du grain, sur laquelle s'est développé le
point de fermentation putride. 1.º Si ce point
s'est constitué à la base de la valve, l'excroissance
monstrueuse s'élève verticalement ; 2.º si c'est
au centre, n'importe sur quel point de la circonférence du caryopse ovoïde il s'est établi, sa

forme sera courbe ; 3.º s'il a choisi la partie supérieure , l'accroissement se dirigera perpendi-
culairement en bas , et son extrémité sera aiguë
et difforme.

L'ergot adhère souvent à la balle , et s'y main-
tient comme le bon grain ; lorsqu'on le sépare
en battant la paille , on remarque que la partie
contenue dans les valves est blanche ou tachée
de points blancs , qui sont encore des particules
sucrées , produites par le desséchement de la
sève. Lorsque l'embryon n'est qu'à peine développé , il est d'un vert blanchâtre du second au
troisième jour ; puis il s'étend et grossit, ou reste
tel , selon les variétés de la température.

L'ergot est un grain courbé ou droit , qui dé-
borde de beaucoup la balle qui lui tient lieu de
calice. Il est plus épais à sa partie moyenne qu'à
ses extrémités ; il est rarement arrondi dans
toute sa longueur ; on y remarque quelquefois
trois angles mousses et des lignes longitudinales
qui se portent d'un bout à l'autre ; des fissures ,
le plus souvent il n'en existe qu'une seule qui représente celle des grains de seigle. Cette fissure
se rencontre indistinctement sur la convexité,
sur la concavité ou sur les parties latérales de
l'ergot. On peut aussi reconnaître sur l'ergot
quelques petites cavités qui semblent formées
par la piqûre des insectes.

La couleur de l'ergot est d'un violet foncé et

quelquefois grisâtre ; l'écorce violette du grain recouvre une substance d'un blanc terne, casse net en faisant un petit bruit, comme lorsqu'on casse une amande sèche.

Le grain ergoté nage en grande partie sur l'eau, tandis que le grain sain du seigle se précipite au fond. Dans l'état frais, l'ergot a une odeur désagréable, putride ; il en est de même lorsqu'il a été cueilli après la pluie ; réduit en poudre et très-sec, l'odeur est moins sensible. Il imprime sur la langue une saveur légèrement mordicante, piquante, astringente et sucrée. Lorsqu'il est très-sec, il perd de sa vertu putréfiante, et la recouvre en absorbant l'humidité.

ARTICLE TROIS.

De l'analyse comparée avec la formation.

Réad, Parmentier, Tessier, ont déjà analysé la substance du seigle ergoté ; mais leur travail laissait encore à désirer. Dans mon mémoire adressé à Son Exc. le Ministre de l'intérieur, et remis par elle à la faculté de médecine de Paris, je manifestais le désir que l'on fît une nouvelle analyse qui pût faire reconnaître quelle était la nature du principe morbifique renfermé dans le grain ergoté, et que je soupçonnais être un acide.

M. *Vauquelin* fit alors cette analyse que je dois rapporter : « Le seigle ergoté contient, dit-il, une matière colorante d'un jaune fauve, soluble dans l'alcohol, ayant une saveur semblable à l'huile de poisson.

» 2.º Une assez grande quantité d'une matière huileuse, blanche, d'une saveur douce.

» 3.º Une matière colorante, violette, de la même couleur que l'orseille, insoluble dans l'alcohol.

» 4.º Un acide libre, présumé être le phosphorique.

» 5.º Une matière végéto-animale très-abondante et très-putrescible, fournissant beaucoup d'huile épaisse et d'ammoniac à la distillation.

» 6.º Un peu d'ammoniac qu'on peut séparer à la température de l'eau bouillante; point de sucre, de mucilage, d'amidon ni d'albumine.»

J'ajouterai à cette analyse quelques observations que j'ai faites moi-même en analysant le seigle ergoté. 1.º Le pollen et les étamines teignent l'ammoniac en jaune; 2.º ces dernières renfermées dans la bulle donnent à cet organe, dans le cours de quatre à cinq heures, une couleur jaune-violacée; 3.º cette couleur devient plus foncée à mesure qu'elle s'étend sur l'enveloppe qui, comme je l'ai dit, est d'un violet foncé, ou présente la couleur de lie de vin; 4.º le mucilage ne produit rien dans l'ammoniac et se dissout dans l'eau; 5.º en séparant l'écorce de la substance interne qu'elle recouvre, cette

substance est d'un blanc terne et teint l'ammoniac en jaune, et l'écorce teint l'ammoniac en
couleur de lie de vin. Mettons en rapport l'analyse de l'ergot avec sa formation :

1.º *Analyse.* Une matière colorante d'un jaune
fauve, soluble, etc.

Formation. Le pollen et les étamines donnent
à l'ammoniac cette couleur qui se trouve aussi
dans la substance blanche séparée de l'écorce du
grain ergoté.

2.º *Anal.* Une grande quantité d'une matière
huileuse, blanche et d'une saveur douce.

Form. Un mucilage visqueux, transparent,
d'un goût sucré, soluble dans l'eau.

3.º *Anal.* Une matière colorante violette, insoluble dans l'alcohol.

Form. Cette couleur est aussi donnée à l'ammoniac et au pain ; sa résidence est dans l'écorce
du grain ergoté.

4.º *Anal.* Un acide libre, présumé être l'acide
phosphorique.

Form. Cet acide se neutralise par la présence
de l'ammoniac, qui fait cesser l'action délétère
de l'ergot.

5.º *Anal.* Une matière végéto-animale, très-
abondante et très-putrescible, fournissant beaucoup d'huile épaisse et d'ammoniac à la distillation.

Form. Le résidu de la teinture d'écorce de

seigle ergoté, après avoir fusé dans l'ammoniac, laisse au fond du vase une matière noirâtre et glutineuse.

6.º *Anal.* Un peu d'ammoniac à la température de l'eau bouillante; la disparition du principe putréfiant après un certain temps, m'a toujours fait présumer que cette disparition était due à la présence de l'ammoniac.

Nous devons maintenant établir quel est le principe septique, déterminer quelle est la nature de l'acide, indiquer les effets ou symptômes morbifiques du seigle ergoté.

CHAPITRE II.

ARTICLE PREMIER.

De l'action de l'Ergot sur l'économie animale.

L'ergot agit sur l'économie animale comme styptique. Il diminue par gradation le calibre des vaisseaux qui reçoivent son influence pernicieuse, et c'est d'abord dans les capillaires que l'effet a lieu; ils sont privés de leur dilatation et sensibilité vitale. La contractilité est si puissante, qu'elle en expulse les fluides, et la gangrène survient; mais les troncs nerveux conservent pendant quelque temps leur sensibilité, leur couleur naturelle, leur forme, même au milieu

des parties gangrénées qui les environnent. Cela
est d'autant plus évident qu'on observe, dans
une partie très-proche de celles qui ne sont pas
encore privées de la vie, que les nerfs sont sensibles à environ un pouce de distance de la partie
saine. J'ai observé dans la première amputation
que j'ai pratiquée, dans la séparation de la partie
saine et de la partie sphacélée, et dans la dissec-
tion des tissus vers le point du membre gangréné
qui arrive aux articulations; j'ai observé, dis-je,
que les nerfs que je coupais avaient conservé de
la sensibilité, et qu'en les pinçant, plus je m'ap-
prochais de la partie saine, plus la sensibilité
était vive et évidente.

Les troncs artériels étaient réduits au seul
rapprochement de leurs tuniques, dont la couleur était brune; et l'introduction d'un stylet
très-mince ne pouvait avoir lieu dans leur calibre; ce qui m'a fait dire à M. *Desgranges* qu'il
ne pouvait y avoir d'ergotisme nerveux. L'action
délétère de l'ergot a plutôt lieu près et sur les os
que sur les muscles et les tégumens. J'ai observé
que ces derniers débordaient de beaucoup le
moignon, d'après la chute des parties sphacélées,
et que les os étaient toujours nécrosés plus haut
que le sphacèle des parties charnues. L'ergot,
appliqué à l'extérieur sur une partie de muscle
détachée et saine, ou sur une plaie, y fait naître
la putridité; introduit par la digestion, il agit

en 15 jours chez les enfans, en un mois chez les
vieillards, en six semaines chez les adultes, et
au bout de deux mois seulement chez les femmes;
ces dernières supportent assez facilement son influence, à moins qu'elles ne soient nourrices ou
dans l'état de grossesse; car, en huit jours, elles
perdent leur lait; en quinze jours ou trois semaines, elles avortent; la menstruation a toujours lieu, même quand la gangrène a envahi le
membre. Si on observe l'action de l'ergot d'après
les tempéramens et la constitution des individus,
on remarque qu'il agit plus promptement sur les
individus cacochymes, sur ceux qui ont des obstructions dans les viscères, sur les scrofuleux,
sur ceux qui ont des ulcères et sur les personnes
affectées de scorbut. Les individus robustes et
vigoureux résistent pendant long-temps à son
action. Son usage interne fait dissiper les infil-
trations ou engorgemens des extrémités inférieures. Ainsi que moi, *Salerne* avait déjà observé que les hommes étaient plus sujets à l'ergotisme gangréneux que les femmes. Il fit cette
remarque en Sologne en 1748, ainsi que je l'ai
faite, en 1813, 1814, 1816 et 1820, dans les
épidémies qui eurent lieu dans le département
de Saone et Loire et de l'Allier. *Pott* fit aussi
cette observation.

ARTICLE DEUX.

Des signes qui font reconnaître que le seigle sera ergoté, et que la gangrène et les symptômes qu'éprouvent les malades dépendent de l'action de l'ergot.

Il est important de bien reconnaître les signes caractéristiques de la présence de l'ergot; car, si on se méprenait, il en résulterait des suites funestes.

Lorsqu'au printemps, et sur-tout dans les derniers jours de mai et premiers jours de juin, on verra des pluies alternées avec des ondulations solaires, qui ne cesseront pas pendant la floraison du seigle, on pourra pronostiquer que l'ergot sera abondant parmi les grains de seigle; si la disette des blés a précédé cette année, vous pourrez encore assurer que les effets de l'ergot seront funestes et prompts, parce que les cultivateurs seront pressés de cueillir leur récolte et d'en faire usage avant la maturité complète; c'est dans ce moment même que le grain ergoté contient le plus de substances acides et putréfiantes. Les champs, situés le long des fleuves et des marais, produiront beaucoup plus souvent le blé ergoté, et même à chaque récolte.

Il est rare qu'on n'observe pas ce fléau deux années consécutives; il cesse la troisième, et l'épidémie se fait ressentir la quatrième ; ce qui tiendrait aux mouvemens de l'atmosphère.

C'est pendant les mois d'août et septembre qu'on remarque les premiers symptômes dans les pays où le seigle est battu aussitôt après moisson ; et en février et mars , lorsqu'il est battu en hiver ; alors , le blé ergoté a moins d'action , sur-tout s'il a été exposé à l'air pendant quelques mois et dans un lieu sec. On reconnaît le pain dans lequel est mêlée la farine de seigle ergoté à des taches violettes , parsemées en différens points.

Les signes qui font distinguer l'action délétère de l'ergot sur l'économie animale sont les crampes, les coliques , les avortemens , les suppressions laiteuses , la gangrène , les vomissemens. Ces signes sont communs à des maladies différentes de celle produite par le seigle ergoté ; mais les signes positifs, que nous exposerons plus amplement , sont la régularité du pouls , sa petitesse, la concentration du calibre des gros vaisseaux artériels.

ARTICLE TROIS.

Du système des anciens décrit par M. BORDOT.

C'est ainsi que M. *Bordot* expose les opinions des anciens sur les maladies produites par le seigle ergoté : « Malgré les nombreux travaux faits par des hommes instruits, tendant à prouver évidemment les effets que produisait l'ergot sur l'économie animale, il s'élevait encore des doutes sur le résultat de ce végétal pris à l'intérieur: *Model*, et son traducteur *Parmentier*, paraissent même détruire tout principe morbifique ; et, d'après leurs expériences, il ne pouvait résulter aucun effet dangereux de son emploi.

» Les expériences de *Dodart*, de *Langius*, de *Salerne*, de *Duhamel*, d'*Arnaud*, de *Nobleville*, de *Réad*, etc., et, dans ces derniers temps, celles de *Tessier*, ne laissent plus maintenant aucun doute sur les maladies produites par l'ergot. »

Sans avoir recours à l'expérience, il suffit de remarquer l'analyse du seigle ergoté pour être convaincu de ses effets funestes. Il paraît que *Model*, dans les expériences qu'il fit, avait choisi des grains ergotés qui avaient éprouvé des changemens, puisque ses expériences ne réussirent pas. L'ammoniac est une des parties constituantes de l'ergot : cet alcali neutralise l'*acide ;* l'acide perd son activité et disparaît presque entièrement par la chaleur qui opère sa dessiccation ; par l'effet de cette dernière et par la chaleur, l'ammoniac acquiert plus de force pour neutraliser l'acide ; et, lorsque les grains sont entassés dans les greniers et exposés à la dessiccation, la neutralisation s'opère, et la putrescence du grain ergoté est affaiblie.

5

M. *Bordot* traite ensuite de l'action délétère, plus ou moins grande relativement aux différens tempéramens, à l'âge, au sexe, ainsi que je l'avais décrit dans mon mémoire.

M. *Bordot* prétend que l'ergot est un poison narcotico-acre ; que, mélangé avec la farine de seigle, il peut occasionner les maladies les plus cruelles, les vertiges, des fièvres ataxiques, ady-namiques et différentes affections nerveuses. Je pense, et j'ai même la conviction que le seigle ergoté n'agit sur le système nerveux que secon-dairement, après avoir porté toute son influence délétère dans le système vasculaire. Je ne pense pas, ainsi qu'il l'a exposé, que l'ergot soit un narcotico-acre ; il agit d'abord sur l'appareil di-gestif, les vaisseaux lactés, utérins et sur tous les autres vaisseaux artériels.

« Peut-on admettre comme le *modus agendi*, dit M. *Bordot*, de ce grain ergoté, cette subs-tance animale putrescente qu'il contient, et que M. *Virey* croit être le principe maladif ; ou pen-ser que le seigle ergoté agit comme un poison plus ou moins actif ? Le virus vénérien, le virus scorbutique, produisent souvent, à la vérité, des gangrènes sèches, comme l'a observé *Ques-nay ;* mais il répugne à tout observateur de s'ar-rêter sur une opinion positive sur ce sujet. *Tissot,* dans ses *Opuscula medica,* t. 2, ed. Baldinger, en parlant de l'ergot, s'exprime ainsi : *Quomodò nocet secale cornutum; fiat lux, plura noscimus venena vegetabilia ; quorum modum agendi ne minimùm intelligimus; tale est secale cornutum ; nosco pollet et acri sapore ; talis est sapor végetabilium narcoticorum : in genere videtur hoc secale humores nostros inficere veneno inguilino, quòd aut nervos lacessens spasmis, aut sanguinem putrefaciens, gangrœnam excitat.* Suivant *Sauvages,* ce principe consiste dans quelques miasmes qui coagulent le sang ; c'est pourquoi il est partisan des saignées, des délayans, des aromatiques, des spiritueux, etc. *Langius* a voulu expliquer ce mode d'action par la viscosité et une acreté particulières, inhérentes à ce grain ; il s'appuie de ce que la farine du grain ergoté est plus légère que celle du bon grain. »

D'après les faits que j'ai établis, je crois qu'il est à propos de démontrer que la substance animale putrescente prend naissance dans l'ergot comme dans tous les autres corps organisés ; que la présence d'un acide peut exister à la fermentation putride, et que, dès que cet acide est neutralisé, le principe putréfiant ne peut exercer aucune influence fâcheuse, puisqu'il n'existe plus ; mais, si l'acide n'est qu'affaibli par l'humidité, ou si sa concentration, produite par la chaleur, n'a pas été accompagnée de son entière neutralisation, la pourriture reprendra de nouveau, et produira de nouveaux désastres. En suivant les lois de la nature et les principes de la chimie, il est constant que, dans une substance quelconque dont les élémens constitutifs sont connus, l'assemblage des élémens de cette substance donne une puissance plus ou moins active, et que cette substance aura de l'influence sur une autre, soit par elle-même, soit par un excès de l'un de ses élémens constituans, soit par la combinaison de ces mêmes élémens. Il est certain aussi que la puissance, accordée à la première substance, sera nulle sans le rapprochement de la seconde substance et sans leur contact immédiat. De quoi s'agit-il? d'un acide en contact avec les autres parties constituantes du grain ergoté. Suivons l'ordre de la fermentation : on sait que de l'acidité elle passe à la putridité ; l'acide est donc un principe constituant de la fermentation. Sans l'acidité du levain, la pâte, faite avec la farine de graines céréales, fermenterait avec moins de célérité; il lui faudrait plus de chaleur pour constituer sa fermentation, encore cette fermentation ne serait point régulière ; il faut qu'elle se constitue un acide; cet acide ne se développe pas en même temps dans toute la masse de la pâte; il surviendrait qu'une partie serait arrivée à la fermentation putride avant que l'autre n'atteignît la fermentation acide ou l'alcoholine, et même une partie ne fermenterait pas : ce n'est qu'en pétrissant le levain avec la farine que la fermentation s'opère en même temps dans toute la masse de pâte ; l'acide est donc l'agent fermentatif. Si on le neutralise , il n'y a plus de fermentation , et, en analogie, plus d'action délétère.

Si la fermentation , arrivée à un degré quelconque , est livrée à une chaleur suffisante pour que l'acide soit concentré , la gélatine , le sucre, l'amidon , se dessèchent. Ces composés prennent une autre constitution , jusqu'à ce que l'humidité vienne faire faire effervescence à l'acide , qui fera naître une nouvelle fermentation. A la vérité cette fermentation sera d'une autre espèce ; il en naîtra des insectes, ou une pourriture différente de celle qu'aurait produite le composé primitif.

Si l'acide est neutralisé avant le desséchement de la masse de pâte , même à l'état de fermentation putride, pulvérisez cette pâte ; vous aurez toujours une poussière farineuse qui ne peut être soumise à la putréfaction sans la chaleur et l'humidité. La partie putréfiée ne peut donc devenir putréfiante, à moins qu'elle ne contienne l'acide qui a produit la putréfaction. Dès qu'on le retire de cette putréfaction , qui n'existe qu'en raison de l'espèce d'acide qui lui a donné naissance , cette putréfaction ne peut plus avoir lieu.

Le *modus agendi est* que l'ergot porte dans le

torrent de la circulation un acide *tel* qu'il produit la restriction du calibre des vaisseaux artériels, qu'il expulse le sang de leur cavité et qu'il
excite leur inflammation par un principe de fermentation. Cet effet est propre à l'acide ergotique, de même que le venin de la vipère, qui est
un acide, produit la décomposition du sang et
la dilatation des vaisseaux, 1.º dans les parties
voisines de la morsure; 2.º sur toute la superfi-
cie du corps et sur les parties internes de l'économie animale, autant de temps que cet acide
se propage et fait effervescence avec les fluides.
On combat de même les effets de ce venin avec
l'ammoniac combiné, en certaines proportions,
avec d'autres substances; et, par une méthode
que je me suis faite, j'ai obtenu, en 24 heures,
des cures radicales des effets de la morsure de ce
dangereux reptile, quoique le membre où on
l'observait était tuméfié jusqu'au tronc.

Je reviens à mon sujet pour répondre à M.
Bordot, qui dit que la teinte brune produite par
l'ergot, appliqué en entier sur un morceau de
chair fraîche, peut être attribuée à la matière
colorante, par l'effet d'une décomposition chimique; mais l'action des alcalis sur l'ergot sert à
établir une théorie. La matière colorante est dé-
veloppée par ces mêmes alcalis; c'est donc l'a-
cide qui la fait naître par-tout où il exerce son
influence, et par-tout où il trouve des substances

dans lesquelles il peut produire la putridité.
M. *Bordot* admet l'acide phosphorique comme
le seul contenu dans le seigle ergoté ; mais, puisque M. *Vauquelin* ne fait que présumer que cet
acide est le phosphorique, M. *Bordot* ne peut
confirmer le fait. Si on observe la fermentation
de l'ergot ; si on a égard à l'analyse du pollen du
dattier, qui fournit de l'acide malique, par analogie, ne pourrait-on pas présumer que l'acide
de l'ergot est le même que celui fourni par le
pollen du dattier ? La suite de l'ouvrage éclair-
cira ceci davantage.

« Il paraît, dit M. *Bordot*, que c'est en 1596
que l'on commença à soupçonner les pernicieux
effets de l'ergot, à l'occasion d'une épidémie qui
régna dans la Hesse et dans les contrées voisines.
Cette même maladie ravagea, en 1648, 1649,
et enfin en 1717, plusieurs cantons de la Saxe
et de la Suède, s'étendit dans une partie de
l'Allemagne, de la Bohême et de la Prusse, jusqu'en France. Ce fut dans ce pays qu'elle fit le
plus de ravages. L'épidémie qui régna en 1676
dans les environs de Blois et de Montargis fut
une des plus meurtrières, quoique celles qui
existèrent en Sologne, dans le Dauphiné et le
Blaisois, en 1709 et 1710, firent un grand nombre de victimes. On peut y joindre celle de 1749,
auprès de Lille, et enfin auprès d'Arras, quelques années après. Mais la Sologne fut une des

contrées les plus maltraitées, et où ces diverses
maladies se renouvelèrent le plus souvent. Dans
ces derniers temps, en l'an 9 et l'an 10, cette
épidémie parut dans le département de la Cor-
rèze, ainsi que dans celui de la Côte-d'Or (*lisez:*
Saone et Loire et l'Allier), en 1813, 1814,
1816 et 1820 ; mais elles ne firent pas autant de
progrès, sur-tout les dernières, qui furent heu-
reusement arrêtées dans leur cours par les soins
vigilans de M. *Courhaut.* Est-il permis de re-
monter jusqu'en 1096 pour constater les effets
du seigle ergoté? *Sigebert de Gremblour* (*Méze-
rai,* Abrégé chronologique,) dit que beaucoup
de gens furent frappés, cette année-là, d'une
maladie particulière. Les membres, noirs et tout
charbonnés, se détachaient du corps; les sujets
mouraient misérablement, ou traînaient encore
une vie plus malheureuse, privés des pieds et
des mains. A cette époque, temps de la plus
grande ferveur pour les croisades, la France devint le théâtre d'une infinité de misères. Le pain
dont on fit usage dans le comté de Namur fut
remarquable par sa couleur, qui était d'un violet
foncé; n'aurait-il pas été mélangé à l'ergot en
grande proportion? et, en conséquence, n'aurait-il pas occasionné les désastres qui l'ont suivi?
Hugues Fleury, dans le 11.e siècle, donna une
description détaillée de la maladie qui régnait
alors. Celle qui ravagea la Bourgogne en 1000,

et celle décrite sous le nom de *feu St.-Antoine*, *feu ardent*, paraissent avoir quelques rapports, par leurs symptômes, avec celles dont nous nous occupons.

Les synonymies de ces diverses maladies ont été tirées des divers symptômes ou périodes qui les accompagnent ; elles ont été nommées *convulsio cerealis*, *convulsio ab ustilagine*, par *Wepfer* ; *necrosis ustilaginea*, par *Sauvages* ; gangrène sèche. *Boucher* en a parlé dans l'épidémie qui a régné en Flandre pendant les années 1749 et 1750, sous le nom de *necrosis epidemica* ; enfin *convulsion de Sologne*, par les Français ; dans ces derniers temps, *ergotisme convulsif et gangréneux*, par M. *Renauldin*.

Quelques auteurs ont pensé que l'ergotisme était une fièvre maligne avec un dépôt aux extrémités : aussi l'ont-ils rangé dans la classe des fièvres ataxiques. *Sauvages*, dans les cachexies anomales, pensait que cette maladie consistait dans un croupissement d'humeurs suivi de gangrène, et provenait d'un sang sec, épais et visqueux. Malgré toutes ces hypothèses émises, on est forcé de reconnaître une affection distincte, qui n'a rien de commun avec les fièvres ataxiques et pestilentielles ; mais on peut regarder ces divers accidens comme une maladie particulière qui paraît dépendre de l'usage de ce grain.

4

Un tribut de reconnaissance est dû à M. *Bor-dot* en faveur des recherches que je viens de rapporter. Il était nécessaire de joindre à cet ouvrage des titres authentiques sur l'origine de cette horrible maladie ; il donne un nouveau jour à sa nomenclature ancienne et nouvelle ; expose les synonymies auxquelles les temps, les circonstances et les symptômes de ces maladies ont donné lieu, ainsi qu'aux différentes divisions qui en ont été la suite.

Moi, je pense que le simple nom d'ergotisme renferme tout ce qui lui est propre, d'autant plus que l'ergot est la cause unique de tous les accidens qui résultent de son usage, et que ces accidens ne sont que les symptômes de la présence de l'ergot en état de fermentation acide. Il suffit de se faire une image de sa présence dans le canal de la digestion, dans le torrent de la circulation ; il peut exercer son influence sur tous les points des organes qu'il parcourt, étant étendu dans les fluides qui circulent dans ces mêmes organes.

Considérons encore l'état de plénitude et de vacuité des voies digestives, leur état morbide, la tendance à la décomposition des sucs digestifs et muqueux, leur décomposition générale ou partielle, la disposition de ces substances à la fermentation, celle des alimens, et nous verrons bientôt que l'ergot peut être narcotique, irri-

tant, stimulant et putréfiant : avec de telles pro-
priétés, on reconnaîtra dans l'usage du pain de
seigle ergoté le caractère qu'on veut bien donner
aux différentes espèces d'ergotisme , comme
aussi on jugera par soi-même, d'après ce que
j'ai dit de l'action délétère et des effets du grain
de seigle ergoté sur l'espèce animale, que toutes
les espèces d'ergotisme qu'on a voulu faire ne
sont que des symptômes.

Sans doute on me demandera pourquoi l'acide
ergotique n'agit pas sur les nerfs, tandis que,
d'après mes observations, il n'agirait que sur la
fibre musculaire ; il trouverait dans les fluides
des moyens et des substances propres à propager
son action fermentative ; et, au milieu de l'invasion qui se développe sur un ou différens
points de l'organisation animale , les nerfs résis-
teraient à son influence ; ma réponse est simple :
l'acide nitrique n'a point d'action sur l'or. Réuni
à l'acide muriatique, l'or entre en dissolution ;
rien ne s'oppose à ce que la fermentation, ex-
citée par l'acide ergotique, ne produise dans la
fermentation putride une autre substance, et à
ce que cette substance, réunie à l'acide ergotique, ne rende les troncs nerveux putrescibles,
ainsi qu'ils le deviennent en séjournant dans la
putréfaction, à un pouce de la partie saine.

Cette solution est d'autant plus fondée, que
j'ai observé que les nerfs conservent de la sensi-

bilité, à cette distance, à travers les chairs putréfiées; putréfaction qui est le résultat de l'invasion de la fermentation putride exercée sur
les os, les muscles, les muqueuses, enfin sur
toutes les parties qui composent l'organisation
animale, dont l'ergot devient le meurtrier.

L'emploi des antispasmodiques, des calmans,
des narcotiques, est donc insuffisant et même
inutile pour combattre l'ergotisme.

ARTICLE QUATRE.

Des Symptômes.

Sans déroger à l'ordre établi par M. *Bordot*,
je suivrai ses traces et je me bornerai à l'inter-
vertir par mes observations.

« *Première période.* Cette maladie, dit M.
Bordot, commence le plus ordinairement par
une sensation incommode aux pieds, avec une
sorte de titillation ou de fourmillement dans ces
parties. Ces symptômes sont bientôt suivis de
contractions violentes spasmodiques des membres, et de douleurs vives dans le dos, dans la
région lombaire, et qui se fixent aux parties inférieures des membres abdominaux ou thorachiques. D'autres fois il arrive que les symptômes
précurseurs existent, tels que vomissemens,
nausées avec ou sans diarrhée, céphalalgie vio-
lente. Cette période peut durer douze à quinze

jours ; mais cela varie. Chez les nourrices, on a observé que le lait se tarissait. »

Parmi les signes précurseurs, je n'ai jamais reconnu des inquiétudes aux pieds, des douleurs de dos, des lombes ; mais, après quatre à cinq jours de l'usage du pain fait avec la farine de seigle ergoté, j'ai observé des syncopes, des nausées, des vomissemens, des coliques avec ou sans diarrhée, un affaissement ou une extrême légèreté de la tête sans douleurs ; ensuite des inquiétudes, des crampes auxquelles succédaient des fourmillemens continuels, d'abord aux extrémités des uns ou des autres membres thorachiques ou pelviens, ensuite ils se faisaient sentir à un autre membre, puis au troisième jusqu'au quatrième. Le cinquième ou le sixième jour de la maladie, pour plus long délai, il tarit le sein des nourrices, et, dans le délai de douze à vingt jours, il fait avorter les femmes enceintes, quelque soit le terme de leur grossesse. Chez tous les sujets le pouls est concentré, petit, régulier : la durée de cette période est de dix à quinze jours, selon le sujet et le tempérament.

« *Deuxième période.* A l'engourdissement, dit M. *Bordot*, ou fourmillement dans les membres affectés, succède un froid insupportable, avec pesanteur, lassitude et impuissance de se mouvoir ; les douleurs se renouvellent, les membres sont pâles, froids, la peau est ridée, et ces par-

ties maigrissent sensiblement; le pouls devient
très-petit et dur, mais toujours régulier; on le
sent à peine près des gros troncs artériels. »

Dans cette période, M. *Bordot* renferme les
derniers des symptômes de la première : au fourmillement succèdent l'engourdissement, le froid
continuel; la peau se phlogose couleur de rose
pâle ; les chairs s'affaissent et prennent de la
densité; le pouls se perd par gradation; de même
le calibre des gros vaisseaux diminue au point
que l'artère crurale ou la souclavière ne présente
pas plus de diamètre que l'artère temporale ;
malgré cette réduction, les mouvemens de sys-
tole et de diastole sont réguliers; les mouvemens
du cœur conservent aussi leur régularité.

Troisième période. Ici, M. *Bordot*, après
avoir rapporté les observations de plusieurs praticiens anciens et modernes, mélange les symptômes que ces auteurs ont observés avec ceux
qu'il a recueillis dans mon mémoire.

« Alors, dit M. *Bordot*, les membres malades,
devenus froids, sont livides, noirâtres, quelquefois avec sentiment de brûlure dans ces parties,
accompagné de rougeur érysipélateuse : il s'élève
alors, comme l'a observé *Boucher*, des phlyctènes renfermant une sérosité jaunâtre, sous lesquelles les parties sont entièrement gangrénées,
sphacélées; les membres sont noirs, sans sentiment ; la peau prend quelquefois une teinte

jaune, se boursoufle, devient violacée, se détache de tous côtés, et laisse à nu les parties
gangrénées. Les progrès de cette affection s'é-
tendent des doigts ou orteils aux parties plus.
élevées ; elle gagne d'une articulation à l'autre :
les membres finissent par se détacher d'eux-
mêmes ; ils présentent quelquefois l'espèce d'une
momie ; séparés du corps, ces membres paraissent comme cautérisés à l'intérieur, et les os
comme s'ils eussent été réduits en charbon ; le
pouls est très-petit, imperceptible, quoique les
vaisseaux paraissent distendus. Il se joint à tous
ces symptômes un abattement extrême ; les yeux
sont ternes, enfoncés, la peau du visage ridée,
les traits défigurés, enfin des symptômes avant-
coureurs de la mort : l'appétit se soutient ordinairement jusqu'à la dernière heure ; l'excrétion
des urines se fait dans leur état naturel, ainsi
que les selles : cependant *Sauvages* a observé
que ces dernières étaient fétides. »

Il résulte de mes observations que le froid excessif que le malade éprouve aux membres affectés, n'est qu'une sensation, mais que le membre
par lui-même conserve quelques degrés de chaleur. A la couleur rose-pâle qu'on y observe,
succède une couleur jaune. A cette période, la
sensibilité se perd entièrement ; l'épiderme se
boursoufle à la partie la plus inférieure du
membre, d'abord aux premières phalanges, en-

suite aux deuxièmes, puis aux troisièmes; la
boursouflure gagne le carpe ou le tarse, selon
le membre affecté; quelquefois il n'y a qu'un
doigt de boursouflé, et les autres le deviennent
après un laps de temps indéterminé. Après la
boursouflure , l'épiderme prend une couleur
violacée, se détache de toutes parts, entraîne
les ongles, sort comme un gant; sous cette épiderme, les chairs sont noires, desséchées, sans
odeur distincte. Dans le court espace qui sépare
la pourriture de la partie qui semble encore en
vigueur, et sur laquelle on remarque la couleur jaune; si sur ce point de réunion, dis-je,
vous introduisez un instrument d'argent, il en
sort teint d'une couleur bronzée, violette. C'est
ordinairement aux articulations que semble être
bornée la gangrène; mais, si vous observez que
la partie du membre qui existe d'une articulation à une autre soit colorée en jaune, et que
celle au-dessus soit rose-pâle sept à huit jours
après, la peau jaune sera boursouflée, et la rose
deviendra jaune; ainsi de suite jusqu'au tronc,
pendant le cours des périodes de cette affreuse
maladie. Le pouls cesse de se laisser palper sur
la partie du membre coloré en jaune; il est presque imperceptible sur la partie colorée en rose-
pâle; la boursouflure, arrivée aux articulations
du tronc avec les membres, est la dernière période et le plus affreux spectacle qui puisse s'of-

frir à la vue : le malade est altéré ; le visage
et le tronc sont jaunes ; les mouvemens du cœur
sont réguliers ; l'appétit est bon ; la respiration
est libre ; les selles et les urines sont naturelles ;
la langue est fraîche et rose, seulement la tête
pesante ; les membres ne se détachent d'eux-
mêmes que quand l'ergot, ou son acide, cesse
de porter sur l'économie animale une action délétère. Arrivé à cet état, il y a deux terminaisons : la mort ou la guérison. La mort arrive
quand l'acide ergotique ne trouve plus de substances animales susceptibles de propager la fermentation putride. (Je n'ai pu observer les derniers momens des victimes de ce fléau ; sur plus
de 3oo malades que j'ai traités, il n'est mort que
le sujet de ma 17.e observation, et ce ne fut pas
sous mes yeux, mais cinq jours après ma vi-
site.) La guérison s'opère de deux manières : la
première, par la neutralisation de l'acide ergotique, en lui opposant un alcali qui effectue,
sans obstacles ni inconvéniens pour le malade,
cette neutralisation ; la seconde s'opère par la
suppression de l'usage du pain de seigle ergoté
et par les forces physiques du malade, qui per-
mettent aux substances animales d'absorber, d'é-
teindre et d'annihiler les facultés fermentescibles
de l'acide ergotique sur l'ensemble des constitu-
tions de ces mêmes substances : c'est alors qu'on
aperçoit d'abord un changement dans le pouls

qui se développe graduellement. La partie colorée en rose-pâle reprend un teint naturel ; la
jaune redevient rose ou se boursoufle , selon le
temps plus ou moins long pendant lequel l'ergot
aura exercé son influence sur cette partie. Il
arrive souvent que la puissance de l'acide et celle
des substances animales se trouvent interceptées
dans toute la partie du membre précitée , et que
cette partie conserve toujours sa couleur jaune,
la perte du pouls et l'insensibilité ; que la partie
putréfiée qui est inférieure ne se détache que
long-temps après ; que le malade conserve la
partie au-dessus dans l'état décrit ci-dessus ,
comme une portion de membre plus que para-
lysée. (*Voyez*, Observation , n.º 12.)

« Il arrive souvent , continue M. *Bordot*,
comme on l'a observé en 1730, à Montargis,
que cette période est précédée de fièvres ataxiques avec coma ; on l'a vue aussi faire des progrès très-rapides. L'académie des sciences rapporte qu'en 1709 un paysan des environs de
Blois perdit en peu de temps , par la gangrène,
tous les orteils d'un pied, suivis de ceux de l'autre ; bientôt les deux pieds , les jambes et les
cuisses ; ne laissèrent absolument que les os , et
cet individu put exister encore quelque temps.»
Ici M. *Bordot* rapporte ma 17.ᵉ observation,
lisez : 1813 au lieu de 1815 ; ce qui ferait deux
ans d'existence , tandis qu'elle n'a vécu que cinq

jours. Puis il dit : « En 1747 et 1748, il régna une épidémie tellement meurtrière en Sologne, qu'on ne pouvait en arrêter les progrès ; il mourut huit mille personnes en peu de temps. Les membres se détachaient dans les articulations sans hémorrhagie, comme il arrive le plus souvent ; les malades conservaient leur appétit ; cependant ils avaient un air hébété, stupide ; leur peau était généralement jaune, la face cadavéreuse, leur ventre gros et tendu ; ils maigrissaient promptement, et la mort était annoncée par des diarrhées colliquatives.

« Les première et deuxième périodes ne s'offrent pas toujours sous les symptômes désignés ; quelquefois les malades n'éprouvent que quelques ressentimens de pesanteur de tête, auxquels succède une espèce de trouble dans les idées, qui est assez marqué, sur-tout quand on a mangé le pain sortant du four. Il arrive d'autres fois que les malades, après avoir éprouvé quelques symptômes précurseurs, sont pris d'affections nerveuses très-violentes : les uns éprouvent des céphalalgies suivies de vertiges ; les yeux se couvrent de nuages épais ; quelques malades perdent même la vue entièrement ; d'autres la mémoire ; ils chancellent, tombent dans un état d'ivresse et comateux. Quelques autres deviennent maniaques, mélancoliques ; d'autres fois il y a opisthotónos, écume à la bouche ; la langue est très-tuméfiée, la respiration gênée; il y a salivation, et la mort survient le plus ordinairement. On a vu ces accidens être suivis chez la plupart d'une faim canine; chez d'autres, se terminer par des bubons au cou, des phlyctènes sur les membres et la face. Aux spasmes succédait la roideur des membres. Scrinc (*Satyr. médicor. siles specim.*) rapporte que, sur cinq cents malades atteints de cette affection, trois cents périrent.

« Dans la période gangréneuse, les parties le plus ordinairement atteintes sont celles qui sont les plus éloignées du centre circulatoire; par conséquent les orteils, et successivement les parties des membres pelviens, plus rarement les doigts et les membres thorachiques. *Noel,* dans l'épidémie qui régna dans la Sologne en 1711, ne parle que d'une gangrène qui survint à la main. *Ramette* a vu, dans le village de Marquisée, une jeune fille atteinte de gangrène au visage; mais il n'ose assurer qu'elle provienne de l'ergot. »

Je n'ai point rencontré les symptômes dont parle ici M. *Bordot:* les épidémies de 1813, 1814, 1816 et 1820, n'ont rien offert de semblable à mes observations; les affections nerveuses, la sérosité sous l'épiderme, les fièvres ataxiques, les bubons, la cécité, la salivation, les phlyctènes, la roideur des membres, n'ont jamais existé chez aucun de mes malades.

Mais j'ai la conviction que la réunion de plusieurs malades, atteints d'ergotisme, donne à
l'air du local qui les contient une qualité qui
change les symptômes : le transport d'un lieu à
un autre, le changement de régime, l'administration de différens médicamens, donnent à l'action de l'ergot des effets de diverses représenta-
tions ; l'application externe de topiques, insuffi-
sans pour combattre l'action délétère de l'ergot,
produit des variétés de signes et de symptômes
qui jettent dans l'erreur ceux qui les observent,
et donnent à la maladie tout autre caractère que
celui qui lui est propre ; ce dont j'aurai occasion
de parler plus amplement dans mes observations.

M. *Bordot* continue : « Quelquefois les victimes de ce fléau trouvent dans leurs gants ou
dans leurs bas une ou deux phalanges digitales
complètement détachées. Cette gangrène paraît
s'étendre de la circonférence au centre (*voyez*
art. 1.er, chap. II.) ; les membres se séparent
sans hémorrhagie. Suivant *Quesnay*, cette dernière circonstance prouve que la contagion putride n'a pas encore agi sur les solides ni sur les
liquides : le sang n'est donc pas corrompu,
comme le pense le vulgaire. Suivant le même
auteur, cet état dépend du défaut d'action des
artères, qui permet au sang de se coaguler. Cette
maladie n'est, par conséquent, nullement con-
tagieuse comme la pourriture, ces parties étant

mortes et non pas putréfiées. (J'ai démontré qu'il n'existait point de sang dans les artères ; or il ne peut se coaguler.) *Sauvages* attribuait cet état au sang, qui, étant noir, gluant, et comme desséché, était cause qu'il ne se répandait pas après l'amputation (*voyez* la 18.ᵉ Observation). Les chairs sphacélées tombent quelquefois seules, laissent à nu les os qu'on est obligé souvent de retrancher ; la peau se colle quelquefois sur eux : ils sont alors d'une noirceur affreuse ; ils se dessèchent sans tomber en pourriture ; les pauvres gens sont pris alors de diarrhées qui les conduisent au tombeau. *Sauvages* et *Langius* ont remarqué de petites sueurs à la tête et à la région épigastrique, ainsi qu'un sommeil pénible, agité de rêvasseries, comme préludes de la mort. »

Par l'exposé de ce que rapporte M. *Bordot*, il sera facile de se convaincre des erreurs dans lesquelles différens auteurs ont plongé la science sur les symptômes de cette hideuse maladie ; sa marche lente et graduée lorsqu'elle est abandonnée à la nature, le changement spontané qui résulte de la neutralisation de l'acide de l'ergot par mes procédés curatifs, indiqueront sans difficultés tout ce qui doit caractériser les terminaisons. Par mon procédé, la putréfaction des membres est bornée à tous les points de leur longueur ; elle n'arrive plus aux articulations ; la suppuration établie, l'escarre se détache en peu de jours; l'os à nu s'exfolie avec facilité, et la cicatrice succède au désastre.

M. *Bordot* donne à cette maladie trois terminaisons : la santé, la perte des membres et la mort. Dans la seconde, il n'ose réfuter l'explication que je donne de cette terminaison dans mon premier mémoire; il ne rend même pas le fait d'une manière exacte. Mes observations éclaireront déjà son incertitude sur ce point et sur ce que j'ai dit sur les phénomènes de mon traitement, qui sont, 1.º la célérité qu'on obtient pour borner la gangrène; 2.º le prompt établissement de la suppuration; 3.º la briéveté de temps pendant lequel les os se détachent.

Dans un autre ouvrage je rendrai ces phénomènes incontestables.

Les différentes terminaisons de cette maladie abandonnée à la nature (c'est-à-dire, lorsque les substances animales parviennent à vaincre les effets de l'acide ergotique), offriront des observations de diverses variétés, telles que celles où l'on voit des individus traîner leurs membres putréfiés pendant plusieurs mois. (*Curet* dit avoir vu un vieillard porter sa main putréfiée pendant un an.) La gangrène des vieillards, l'oblitération des principaux troncs artériels, peuvent induire en erreur, comme le prouve l'observation de M. *Orgeollet* (la 22.ᵉ de ce traité). Ce médecin ignore sans doute que le froid et la fatigue occasionnent des maladies dont les symptômes peuvent être en rapport avec l'ergotisme gangréneux ; il est facile de combattre son assertion : le jeune militaire, qui fait le sujet de son observation, n'a pas toujours été alimenté dans sa longue route de pain pétri de farine de seigle ergoté ; celui de l'hospice de Grenoble n'était point de cette nature : il est à présumer que ce jeune homme, dès son entrée à l'hospice, a gardé le lit, qu'il ne se levait pas même pour manger, et qu'il mangeait copieusement ; on aurait pu éviter sa perte en l'habituant graduellement au repos, modifiant sa nourriture, le mettant à l'usage des délayans et des bains domestiques. Je ne puis passer sous silence ce qui est dit dans le nouveau dictionnaire de médecine, en 18 vol., article Ergot, rédigé par MM. *Richard* et *Raige-Delorme.* La première partie, par M. *Richard*, laisse encore à désirer sur la formation de l'ergot et la nature du principe putréfiant ; l'analyse rapportée aurait dû éclaircir ce fait. Je dois aussi relever une erreur, page 263, 3.e ligne; M. *Richard* dit qu'on rencontre des grains moitié ergotés et moitié sains. Je crois à l'impossibilité de cette assertion avec d'autant plus de raison que c'est sur l'embryon que l'ergot se développe, et avant que ce dernier n'ait acquis aucun volume, il est déjà entièrement coloré en violet; et, dans cet état, l'enveloppe du grain ne contient qu'un mucilage qui n'a pas assez de consistance et de quantité pour qu'une partie du grain soit exempte de l'invasion fermentative de l'acide ergotique.

M. *Raige-Delorme* rapporte que les effets de l'ergot se font remarquer plus aux pieds qu'aux mains : sur trois cents malades que j'ai traités, en 1813, 1814, 1816 et 1820, le mal se manifestait indistinctement aux pieds et aux mains, et le nombre des uns égale à peu près celui des autres. Quand un membre était atteint de gangrène, les autres ressentaient les premiers symptômes de la maladie.

En 1816, je me rendis à Lyon. Il y avait à l'Hôtel-Dieu six malades atteints d'ergotisme : M. *Janson* me fit l'honneur d'en conférer avec moi ; je lui fis part de mon traitement. Une amputation devait être pratiquée sur l'un des six, ce même jour ; elle fut suspendue pour y soumettre le malade ; je ne sais si M. *Janson* persista dans son dessein. Il est constant que, par mon procédé, la cure est moins longue, et l'opium ne peut avoir un succès aussi prononcé que celui qui sera lu dans la suite. J'ai eu depuis, avec MM. *Bouchet* et *Janson*, plusieurs conférences sur cette maladie ; ils n'ont point paru rejeter mon procédé en faveur du leur. M. *Raige-Delorme*, en citant la thèse de M. *Bordot*, dénature mon traitement en disant qu'à l'aide de l'eau

6

je modifie l'ammoniac. « Il dit qu'imbu de l'ancienne pathologie humorale, je fus conduit à ce mode de traitement par une supposition de la présence d'un acide qu'il fallait combattre par un alcali. » Cette critique renferme deux suppositions ; la première, que M. *Raige-Delorme* se déclare systématique et sans doute solidiste ; la seconde est décidée par l'analyse de M. *Vauquelin*.

Il y aura de la témérité de ma part d'entrer en lutte avec un homme dont les talens distingués et connus ont autant d'influence sur l'esprit public ; mais l'occasion est trop favorable, et le sujet que je traite semble venir à mon appui. Quelque soit le système de M. *Raige-Delorme*, l'ergotisme développe des phlegmasies ; elles prennent d'abord leur siége sur les membranes internes de l'appareil digestif, puis sur les tuniques internes des vaisseaux capillaires des extrémités des membres les plus éloignés du tronc. Les premiers cessent, et les derniers subsistent ; de-là l'invasion se porte jusqu'au tronc. Je demanderai à M. *Raige-Delorme*, d'après le rapport que fait M. *Bordot*, et que je rapporte dans le chapitre suivant, sur le traitement des anciens, quel est le système connu dont les indications médicales auront autant d'influence sur l'ergotisme que celui qu'exerce un alcali ; c'est ce qui lui est impossible de me démontrer. On reconnaît bien le siége d'une phlegmasie, et encore mieux lorsqu'elle a produit une invasion suffisante pour exciter la fièvre ; mais on ne dit pas quelle est la nature de cause de cette phlegmasie, à quel principe élémentaire ou constitutif de l'organisation animale elle appartient : l'acide de l'ergot est la nature de cause des phlegmasies qui se développent aux membres de ceux qui en sont saturés ; et, si vous n'opposez à cet acide un alcali, vous n'arriverez jamais à le neutraliser et à arrêter ses effets ; si vous faites des évacuations sanguines, vous abrégez les jours du malade ; si vous employez les toniques ou les délayans en lavage, vous ne faites que d'atténuer et étendre cet acide : les acides excitent des inflammations ; les alcalis de même ; la combinaison de plusieurs autres substances, même celles qui constituent l'organisation animale, les fait éclore : or, les moyens de combattre ces espèces d'inflammations ne peuvent donc être les mêmes, puisqu'elles diffèrent de nature de cause. D'après les théories actuelles, vous ne détruisez pas ces natures de cause : bientôt après elles prennent une autre constitution et font naître de nouveaux accidens. Dans ma découverte de l'acide ergotique, l'analyse de M. *Vauquelin* vous laisse encore des doutes sur son espèce ; mais qu'importe ? L'ammoniac le neutralise en moins de deux minutes sur le grain, et en moins de deux heures sur le malade : mon calcul était donc juste ; je suis donc arrivé à mon but; et pourquoi attribuer au hasard le fruit de mes expériences?

Pour moi, je ne vois de système que les lois de la nature; j'aurai toujours pour base l'anatomie et la physiologie. Ces sciences m'enseignent qu'il existe dans l'économie animale des solides et des fluides : je suis convaincu que les uns et les autres peuvent subir des altérations, soit dans leur conformation et leur constitution, soit par les productions irrégulières de leurs élémens constitutifs, soit encore par les lésions accidentelles de leur organisation. N'est-ce pas par la voie des fluides que l'acide ergotique altère les liquides et les solides? c'est ce que je décris plus amplement dans l'ouvrage que j'annonce.

D'après mes préceptes, les saignées, les délayans, les toniques, les purgatifs et autres, sont usités selon la nature de cause, la cause, le siége de la maladie, son espèce et ses périodes.

CHAPITRE III.
Du Traitement.
ARTICLE PREMIER.
Du Traitement prophylactique.

Les mauvais effets de l'ergot sont assez constatés pour que les gouvernemens prennent des mesures vigoureuses et annuelles, principalement dans les années de disette de grains. C'est

aux approches de la moisson qu'il faut prévenir
les peuples du fléau qui les menace : les bulletins
de préfecture, qui enjoignent de prendre des
mesures, n'ont pas assez de publicité ; dans les
campagnes, la plupart des habitans n'en ont pas
connaissance.

Je voudrais que les gouvernemens invitassent
MM. les ministres de toute espèce de culte à
faire, chaque année, aux approches de la moisson, une harangue énergique qui inspirât aux
peuples toute l'horreur qu'ils doivent porter à
l'ergot, en leur démontrant que l'animal le plus
immonde (le cochon) refuse d'en faire son aliment.

Il faudrait aussi que les autorités subalternes
fissent faire, chaque année, par des experts des
communes, des visites dans les champs pour
constater l'état des grains ; que, si la quantité
est suffisante pour nuire à la population, il faudrait surveiller à ce qu'il soit extrait des masses,
sous peine d'une forte amende. Si la cupidité ou
l'avarice en faisaient profit, visiter les greniers
et confisquer ces grains, visiter les marchés ; dé-
fendre aux meuniers d'en recevoir et d'en moudre, sous peine de fortes amendes. Par ces moyens
de rigueur, on garantirait l'humanité d'un fléau
qui trop souvent lui porte atteinte.

Il est très-difficile de séparer l'ergot du bon
grain : j'ai mis différens moyens en usage, et

celui qui m'a paru le plus prompt et le meilleur est de jeter le grain lorsqu'il a été vanné ou criblé; de le jeter, dis-je, dans la grange, à une distance de trois à quatre mètres, en l'écartant dans le local; alors les grains ergotés qui n'ont point passé par le crible, s'élancent plus au loin et s'accumulent au bord du tas; avec un balai de plume ou de jonc on les sépare; cette manœuvre, répétée plusieurs fois, est le seul moyen convenable, parce que le crible ne sépare que les petits grains; les grains ergotés, qui égalent ou surpassent le bon grain en grosseur, restent dans la masse; le van remplit à peu près le même effet que le crible; le lavage à l'eau produit peu d'avantage, attendu que tout l'ergot ne surnage pas; et, si après l'avoir lavé, on en fait de la farine et du pain, il reprend autant d'action que s'il venait d'être moissonné et le pain est plus violacé: le plus sûr moyen d'en faire usage est de le laver dans une lessive de cendres de vigne, de l'y laisser tremper cinq à six heures, ensuite de le laver jusqu'à ce que l'eau soit claire, de le faire sécher et de l'employer comme le bon grain. J'ai fait cette expérience dans mon ménage; j'en ai vécu moi-même pendant trois jours sans éprouver le moindre accident.

L'action délétère de l'ergot se perd avec le temps et la sécheresse; on pourrait donc en faire

sécher ; mais, s'il est en grande quantité, soumis à l'humidité et à la fermentation, son action
est sujette à retour, soit que son acide se con-
dense et se cristallise par la chaleur, ou que
l'ammoniac qui entre dans la constitution de l'ergot ne neutralise son acide qu'en partie. Dans
ce cas, je pense que, par ces moyens, il serait
très-difficile de rendre son innocuité parfaite, et
qu'il ne devrait être mis en usage comme aliment sans, au préalable, avoir neutralisé son
acide, ainsi que je l'ai pratiqué.

Il est essentiel de rapporter ici ce que dit
M. *Bordot* du traitement des anciens. « Que de
moyens on a employés tour à tour contre les
maladies produites par le seigle ergoté ! Saignées, purgatifs, émétiques, sudorifiques, spiritueux de toutes espèces : que de secours puis-
sans en eux-mêmes, mais dont la médecine avait
besoin de fixer avec précision les avantages res-
pectifs !

Quelques auteurs, parmi lesquels on peut ci-
ter *Langius*, recommandaient, dans le principe
de la maladie, des sudorifiques à large dose ;
mais ce n'était qu'après avoir excité une secousse
générale par le moyen de l'émétique. Enfin les
médicamens spiritueux sous toutes les formes,
cataplasmes résolutifs sur les parties doulou-
reuses, linimens digestifs pour pansement.

Tissot, au contraire, croyait utile de recourir

à la saignée dès le début de la maladie, mais
avec prudence : il proposait d'administrer ensuite un vomitif, pour débarrasser tout principe
vénéneux qui serait encore contenu dans l'estomac ; il faisait suivre ce traitement de purgatifs
salins ; le camphre et le quinquina étaient employés à fortes doses ; application de larges vésicatoires au sacrum ; incisions profondes dans les
parties malades et fomentation avec le décoctum
de quinquina. Ce traitement, proposé par *Tissot*,
est assez rationnel ; mais, comme ce médecin
avoue n'avoir ni vu ni traité la maladie, et par
conséquent ne parle point d'après une expérience
personnelle, il est permis d'élever des doutes sur
l'efficacité de sa méthode.

Réad proposait la saignée suivant l'état du
pouls, les vomitifs dans le commencement de
ces divers accidens, suivis de purgatifs ; pour
boisson ordinaire, infusum de fleurs de suréau
et de guimauve avec le miel et le vinaigre. Il
terminait par quelques laxatifs ; il appliquait de
larges vésicatoires sur les endroits voisins des
membres affectés, et frictionnait ces parties avec
le décoctum de plantes aromatiques.

On a tour à tour prôné les baumes et les éli-
xirs, lorsque les membres étaient gangrénés,
afin d'en borner les progrès. *Larsé* et *Taranget*
se servaient d'un composé fait avec deux livres
d'huile d'olive, deux livres et demie de térében-

thine et deux onces de sang-dragon, une livre
de cire jaune, une livre et demie de térébenthine et deux onces de baume du Pérou. D'autres
n'employaient que la térébenthine ou l'onguent
de styrax ; ce qui paraît plus convenable. *Réad*
mettait en usage une eau escarrotique, qui
avait pour base l'alun calciné (sulfate acide d'a-
lumine et de potasse), et dont il dit avoir retiré
de grands avantages, en hâtant la chute des
parties gangrénées et bornant le mal existant.
Il faisait encore usage de l'huile de Gayac, pour
procurer l'exfoliation des os. Les toniques les
plus stimulans, tant intérieurement qu'extérieurement, ont été employés. Quelques médecins
ont recommandé aussi les fomentations sur les
parties malades avec l'huile de camomille, mille-
pertuis, de rhue, de térébenthine, etc. *Sauvages*,
qui faisait consister cette maladie dans la coagu-
lation du sang, était porté pour les saignées,
les délayans, les aromatiques et antiseptiques.
Quelques autres sont allés jusqu'à condamner
l'usage du quinquina à l'intérieur. *Scharp*, médecin anglais, le rejette entièrement. Il suffit,
dit cet auteur, de donner à l'intérieur la théria-
que et pratiquer une ou deux saignées, bassiner
les parties avec l'eau-de-vie camphrée ; et, quand
elles sont noires, sphacélées, appliquer des ma-
turatifs, des spiritueux, des dessiccatifs, et at-
tendre patiemment le terme de la maladie. *La-*

peyronie, dans un cas de gangrène sèche, va jusqu'à interdire le vin, et mettre à l'usage de l'eau et du lait, pour tout aliment, un malade habitué à boire de cette liqueur, et qui guérit parfaitement. Je ne puis passer sous silence une lettre d'une demoiselle, écrite à Salerne, et insérée dans le deuxième volume des savans étrangers : elle contient des moyens thérapeutiques qui ont, suivant elle, constamment réussi entre ses mains. Ce traitement consistait à faire saigner deux à trois fois le sujet dans le commencement de la maladie, et, par ce moyen, calmait considérablement les douleurs ; elle enveloppait les parties affectées avec eau-de-vie et beurre, jusqu'à ce que la chaleur fût rétablie, ce qui ne tardait pas à arriver ; ensuite elle pratiquait des frictions avec le baume rouge, composé ainsi : trois livres d'huile d'olive, trois demi setiers de vin, une livre de térébenthine, deux onces de santal rouge et une demi-livre de cire jaune, suivies d'un purgatif, et la guérison était subite. Dans ceux dont la gangrène était déjà avancée, elle en arrêtait les progrès avec l'eau escarrotique dont parle *Réad ;* l'escarre s'établissait très-promptement. Quand les doigts des pieds et des mains se trouvaient sphacélés, cette eau escarrotique les détachait dans leur articulation, et la maladie se terminait constamment sans accident fâcheux.

Ce traitement, a été depuis considérablement modifié, sans pourtant qu'on en ait retiré de grands avantages. Il est vrai cependant que les spiritueux ont toujours paru constamment indiqués pour arrêter les progrès du mal.

Boerhaave a vu un homme caduc conserver, par l'application de topiques spiritueux, sa jambe gangrénée, pendant un an, sans que le mal fît des progrès. On lit dans les Ephémérides d'Allemagne qu'une femme de quatre-vingt-douze ans conserva jusqu'à sa mort une jambe affectée de gangrène, qui avait été précédée de grandes douleurs, ayant enduit cette partie d'huile de térébenthine, et qui devint sèche comme une momie. »

De tous ces traitemens, même de ceux plus modernes employés dans les divers hôpitaux ou isolément, il n'existe aucune assertion prononcée de leur efficacité, ni aucune amélioration constante. On a vu que tous les moyens ont été mis en usage pour arrêter son action délétère; mais aucun de ces moyens n'était basé sur les principes constitutifs de l'ergot; aussi étaient-ils sans succès : je dis sans succès, parce que la durée était indéterminable; la maladie faisait toujours des progrès, et la mort était presque toujours certaine; et, s'il arrivait que quelques infortunés échappassent à cette terminaison, ce n'était qu'à la nature qu'ils devaient leur salut.

ARTICLE DEUX.

Du Traitement que j'ai pratiqué en 1813, 1814, 1816 et 1820.

Ce traitement diffère sur quelques points de celui que rapporte M. *Bordot* et qu'il a extrait de mon premier mémoire.

Première période. Les moyens curatifs de cette période consistent, 1.º à changer le pain dont fait usage le malade, s'il contient du seigle ergoté; 2.º à lui donner des alimens succulens et toniques; quelquefois à faire précéder ce régime d'un léger vomitif, employé comme lavage ou comme moyen d'affaiblir et d'étendre l'acide ergotique : mais le moyen le plus prompt et le plus efficace est l'administration de la potion suivante :

Eau. . . . . onces 16.

Quina concassé. . . . once » 1/2.

Faites, selon l'art, une décoction; coulez, édulcorez, laissez réfroidir et ajoutez :

Ammoniac liquide. gouttes de 15 à 20.

Selon le sujet et la période de la maladie, la dose est de 4 onces de six en six heures.

On peut remplacer le quina par la fleur de sureau à la dose de deux gros, et l'ammoniac par 4 onces de lessive de cendres de vigne; s'il se manifeste encore quelques symptômes, on peut en continuer l'usage deux et même trois jours, selon l'état du malade.

Deuxième période. Il faut employer les moyens
indiqués dans la première période. Si la gravité
des symptômes devient plus imminente, il faut
augmenter la quantité de l'ammoniac de deux
ou trois gouttes, ou la lessive d'une once ou
deux. Extérieurement il faut, sur la partie malade, faire, pendant quelques secondes, de lé-
gères frictions avec une boulette de charpie ou
un linge imbibé d'ammoniac, et environ une
heure après les accidens cessent; s'il en restait
quelques vestiges, on récidiverait le lendemain,
ou on y suppléerait par un bain de lessive de
cendres de vigne ou d'eau commune, dans laquelle on ajouterait 30 à 40 gouttes d'ammoniac
liquide par litre d'eau ; ensuite on envelopperait
toute la partie du membre affecté avec des linges
imbibés de l'une de ces liqueurs.

Troisième période. 1.° Il faut débuter par les
frictions avec l'ammoniac liquide; 2.° la potion
ordonnée à la première période ; 3.° s'il existe
une partie du membre qui soit colorée en jaune,
il faut imbiber d'ammoniac un linge fin et simple, et laisser ce linge appliqué cinq ou six minutes, ensuite faire usage du bain et des lotions
indiqués à la deuxième période ; 4.° si la gangrène a déjà envahi une partie du membre, faites
une bandelette de linge double, large de sept à
huit lignes, assez longue pour enceindre le membre putréfié; imbibez cette bandelette d'ammo-

niac, et faites-en l'application sur l'interstice qui
sépare la partie saine d'avec le sphacèle, de manière à ce que cette bandelette s'applique également, dans toute la circonférence du membre,
autant sur la partie saine que sur celle putréfiée :
la largeur, la longueur et l'épaisseur de ce ban-
dage doivent varier suivant les dimensions du
membre. Lorsque le membre est un peu volumineux, il faut laisser la bandelette pendant trois
ou quatre heures ; faire ensuite les embrocations
avec la lessive ou l'eau ammoniacale. Dès que la
gangrène est bornée, ce qui a lieu dans l'espace
de sept à huit heures, vous remplacez la bandelette de linge imbibé par une autre enduite d'onguent styrax : alors, détachez les parties sphacélées, faites la section de l'os, si cela est nécessaire ; dès que la plaie est entièrement détergée,
que la suppuration est louable, il faut observer
l'étendue de la nécrose, qui se propage ordinairement de plusieurs lignes sous les chairs restées
saines ; si cela est nécessaire, on taille des lambeaux pour mettre l'os à nu ; on l'entoure d'une
mèche de charpie imbibée d'ammoniac pur, que
l'on laisse appliquée pendant douze heures. Cette
mèche cause une douleur vive, mais de peu de
durée ; on lui substitue une mèche enduite d'onguent styrax. Le pansement est continué jusqu'à
la chute de l'os que vous obtenez avant quinze
jours.

Ce traitement simple et méthodique est à la portée de tout le monde ; il est sujet à quelques modifications selon l'âge, le tempérament, le sexe ou l'état pathologique du malade.

Le grand nombre d'observations que je rapporterai à la fin de cet ouvrage, faites sur les différens individus que j'ai traités, pourront guider ceux qui trouveront quelques obstacles à l'exécution de ce traitement, et les mettre sur la voie des modifications qui pourraient devenir nécessaires.

CHAPITRE IV.

De l'Ergot employé comme Médicament.

ARTICLE PREMIER.

De l'action de l'Ergot sur l'Utérus.

Il suffit de voir ce que j'ai dit de l'action de l'ergot sur l'appareil digestif et sur le système vasculaire, d'apprécier son analyse, pour déceler l'erreur dans laquelle sont tombés *Sauvages* et d'autres praticiens qui prétendent que le sang est coagulé dans les vaisseaux par l'action de l'ergot. L'acide ergotique fait contracter les vaisseaux sanguins et en expulse le sang. Cet acide coagule le lait dans le sein des nourrices, restreint le calibre des vaisseaux lactés, et par là arrête la circulation du lait ; les mamelles de-

viennent dures , sans inflammation ni douleur ,
et trois jours de l'usage du pain de seigle ergoté
peuvent suffire pour les tarir.

D'après des développemens et l'action de l'ergot sur les vaisseaux lactés , considérons la constitution du sang distribué à l'utérus pour la sub-
sistance du fœtus : n'y a-t-il pas d'analogie entre
la composition du lait et celle du sang destiné à
nourrir le fœtus dans la matrice ? Les vaisseaux
utérins sont nombreux et capillaires ; l'ergot devrait agir sur l'utérus comme sur les mamelles ;
à l'approche de l'accouchement, le sang abonde
dans cet organe : s'il y a quelque analogie de ce
sang avec le lait, l'acide ergotique, qui s'y trouve
en plus grande abondance, en raison de la quantité du sang, contracte les vaisseaux utérins,
coagule la partie nutritive que le sang contient,
intercepte la communication de l'utérus avec le
placenta ; ce dernier se détache ; la matrice entre en contraction et la parturition a lieu.

On sait que dans tous les accouchemens il est
d'usage de changer le régime des femmes qui
sont dans cet état. On leur porte des secours et
des soins extraordinaires. L'acide ergotique s'é-
vacue par les lochies, perd de son influence; les
lochies sont rares dans le début, puis limpides,
puis régulières dans la suite. J'ai dit plus loin
que les règles n'étaient point interceptées dans
le cas de gangrène ; je me trouverais en contra-

diction avec moi-même, s'il n'existait une différence, entre le sang menstruel et celui qui alimente le fœtus ; les menstrues ne découlent
point des artères, mais dès sinus utérins (*voyez,*
Baudelocque, paragraphe 310). Il est à présumer que l'ergot n'a point d'influence sur les tuniques de ces sinus, ou que la nature du sang
qui en découle neutralise l'action de l'ergot.

Dans les épidémies de 1813, 1814, 1816 et
1820, les femmes, à dater du jour où elles faisaient usage du pain de seigle ergoté, éprouvaient, vers le troisième jour, les symptômes de
la première période de l'ergotisme ; elles avor-
taient avec douleur et célérité ; du huitième au
quinzième jour et plus tard, si, avec ce pain,
elles mangeaient des mets succulens et toniques ;
pendant l'enfantement, elles éprouvaient un froid
général et excessif, sur-tout lorsqu'elles étaient
arrivées au terme : de trois mois jusqu'au sixième
mois, les symptômes et les suites sont les mêmes ;
au septième, huitième et neuvième mois, les
enfans ont eu vie ; quelques-uns ont vécu au
septième et neuvième mois. Le signe caractéris-
tique de ces accouchemens est la petitesse du
pouls, sa dureté, le froid que les femmes éprouvent et qui persiste quelquefois trois à quatre
jours, et cesse par un régime tonique.

J'ai fait manger à une chienne pleine des
grains de seigle ergoté réduits en farine, a la

8

dose de quatre onces par jour, durant six jours; le deuxième jour, l'animal recherchait la chaleur; le troisième jour, il éprouvait des frissons; le quatrième jour, je mis dans du bouillon cinq à six gouttes d'ammoniac liquide, les accidens cessèrent; je continuai l'ergot à la même dose; le sixième jour la chienne avorta de quatre chiens vivans. Pendant l'avortement, le frisson était extrême; trois heures après, je lui fis avaler même dose d'ammoniac, le froid cessa par gradation: je cessai aussi l'usage de l'ergot, et l'animal ne parut plus éprouver aucun symptôme morbide.

L'ergot a donc une vertu obstétricale bien caractérisée: voyons si l'on peut le mettre en usage et à quelle dose on peut l'administrer.

ARTICLE DEUX.
De l'usage de l'Ergot dans l'Accouchement.

M. *Desgranges*, dans son mémoire, a développé avec art les différens accouchemens où il croit son usage efficace et utile. « Il a, dit ce médecin, écarté de ce tableau ceux dans lesquels la nature paresseuse prolonge le terme de l'accouchement, sans cesser totalement les douleurs; ceux en qui les douleurs seraient continues, sans dilatation préalable de l'orifice de la matrice, et tous ceux qui dévieraient de l'ordre naturel et qui entrent dans la catégorie des accouchemens contre nature et laborieux : mais seulement on peut l'usiter dans les cas encore assez fréquens où les forces utérines cessent totalement et que l'enfant entre dans la cavité pelvienne. » D'après ce que j'ai rapporté sur les effets de l'ergot, je le croirais propre à arrêter les hémorragies ou pertes qui précèdent quelques accouchemens, et qui donnent des craintes pour les suites qu'elles peuvent avoir ; mais l'ergot a-t-il une vertu constante et régulière ? Employé au moment où il vient d'être recueilli, il est très-actif ; lorsqu'il est sec, il perd sa vertu ; étendu dans un liquide tiède, il peut la reprendre en partie.

On peut donc conclure que la vertu obstétricale de l'ergot découle de sa vertu putréfiante, et que cette vertu est due à la présence de l'acide. La comparaison de l'analyse de l'ergot avec sa formation démontre suffisamment le siége du principe actif dans la substance du grain ergoté. Il me reste de grands doutes sur l'effet qu'il doit produire selon M. *Desgranges* : si je compare la dose indiquée par cet auteur et par M. *Bordot,* dans ses nouvelles recherches sur l'emploi de l'ergot, imprimées à Paris en 1826, avec la quantité d'ergot qui entre dans le pain, avec le terme qu'il faut, d'après mes observations, pour produire l'avortement, et encore avec les expériences de M. *Chaussier,* je ne puis croire qu'une

dose aussi faible produise des effets aussi mar-
qués, quand même l'estomac serait dans l'état
de vacuité; les fonctions des tubes digestifs se-
raient-elles assez actives? la préparation du chyle
serait-elle si prompte pour que l'ergot ou son
acide agissent sur l'utérus en dix ou quinze minutes? M. *Desgranges* a été obligé quelquefois
de récidiver la dose, et alors le succès a été bien
plus lent.

Moi, je pense que tout au plus on peut conclure ce qui suit sur la vertu obstétricale de l'ergot du seigle: 1.º dans les cas reconnus propices,
on peut administrer la poudre d'ergot récemment
récolté à la dose d'un demi-gros à un gros; et,
dans l'état sec, on peut en administrer un à deux
gros, étendus dans des alimens liquides; si,
après l'administration de cette dose ou d'une plus
forte, la femme en couches éprouve les premiers
symptômes des effets délétères de l'ergot, on
doit administrer la quantité de six à dix gouttes
d'ammoniac liquide dans une verrée d'eau sucrée, ou dans une légère infusion de sureau
édulcorée.

1.re OBSERVATION.
Sur la formation de l'Ergot.

Depuis la publication de mon mémoire par
M. *Bordot,* je me suis occupé de rechercher la
formation de l'ergot. Le 20 mai 1819 m'en a

fourni une occasion bien favorable : il était près
de onze heures du matin ; je traversais à pied un
champ de blé-seigle, situé dans la commune de
Melay, canton de Marcigny (Saone et Loire).
Ce jour-là, le temps était clair, calme et chaud.
Je fus surpris de voir s'élever dans l'air et par
petits flocons une poussière jaune : mes regards
se fixèrent sur les épis d'où je la voyais s'élancer ; je la vis sortir des valves de ces mêmes épis,
et, pour son issue, je vis ouvrir ces mêmes
valves et déployer deux petites anthères de couleur jaune-verdâtre, soutenues par un petit filet
blanc qui les tenait suspendues en forme de fléau
de balance, et flottantes sur la balle. Je dissé-
quai une balle, et j'observai que sous les deux
valves qui forment la balle il y avait deux autres
valves petites, minces, découpées en chicorée,
recouvertes d'une poussière blanche, au centre
desquelles était le pistil ; sous lui, l'embryon de
chacune de ces valves découpées, et de leurs
aisselles sortaient les deux petits filets blancs qui
soutenaient les anthères : je serrai dans ma main
deux ou trois épis ; le pollen ne continua pas
moins de s'élancer, et il déterminait, dans le
point où il venait me frapper, un léger sentiment de chaleur. Ce jour-là, je fis une petite
récolte de pollens de seigle qui suffit à mes expériences. Un peu plus avant dans le champ et
près d'une mare d'eau, le seigle était plus touffu

et plus vivace : j'observai sur quelques épis qu'il
existait des balles plus grosses et plus évasées ;
que ces balles étaient de couleur jaune ; que sur
quelques-unes d'entr'elles les anthères étaient
encore renfermées dans la balle. Je détachai plusieurs balles des épis ; les valves étaient collées ;
elles contenaient dans leurs cavités du pollen,
dont les molécules étaient réunies par petites
masses ; la partie des anthères renfermée était
flétrie ; l'embryon était déjà taché à sa partie
moyenne d'un petit point noir ; sur quelques
embryons on distinguait de petites raies brunes
qui s'étendaient, sur toute sa circonférence, en
rayons divergens ; entre quelques-unes de ces
balles on voyait surgir des grains ergotés. J'attribuai la formation de ces grains à la proximité
de la mare et aux vapeurs qu'elle aurait exha-
lées. Plus d'une heure s'était écoulée, lorsqu'il
me vint l'idée de prendre de l'eau dans mon cha-
peau et d'en jeter en l'air, pour la laisser retom-
ber en gouttelettes sur les épis qui m'environnaient ; je répétai plusieurs fois cette manœuvre:
j'observai que sur les épis, dont les valves étaient
ouvertes ou disposées à s'ouvrir, quelques gouttes
d'eau étaient restées suspendues à leurs barbes ;
s'il arrivait qu'une balle inférieure s'ouvrît et que
la goutte d'eau tombât sur cette balle, on la
voyait subitement se refermer ; peu de temps
après, on voyait cette même balle se gonfler,

et, en moins d'une heure, acquérir une teinte
jaune ; à trois heures après midi, je levai la
séance.

Le 22, je repasse dans le même champ ; le
temps était couvert, la température chaude, sans
pluie : arrivé à l'endroit du champ que j'avais
arrosé le 20, je vis un grand nombre d'épis dont
les balles étaient fermées ; ces balles étaient
jaunes, applaties et grosses comme celles sur
lesquelles j'avais observé le 20 des grains ergotés ; elles étaient poisseuses, gluantes, d'une
odeur désagréable. Le pollen, les valves, les anthères, renfermés dans la balle, étaient noirs ;
l'embryon était noir ou violet en partie ou en
totalité ; la substance interne était liquide et d'un
blanc terne ; quelques grains étaient déjà hors
de la balle.

Le 30, je passais sur les bords de la Loire,
près d'un champ de seigle ; ce champ était coupé
par un bras du fleuve ; le seigle du champ était
vert : j'aperçus quelques épis ergotés ; j'en ré-
coltai plusieurs à différens degrés d'accroissement. Sur quelques-uns les anthères étaient adhérentes au grain, d'autres adhérentes à la balle
dans laquelle elles étaient renfermées en totalité
ou en partie. Depuis le 30 mai le temps avait été
orageux et pluvieux, mêlé de fréquentes ondées
de soleil ; le 6 juin, il était nébuleux. Il existait
dans les parties du champ que j'avais visité le 30,

plusieurs épis qui n'avaient pas passé fleur ; d'au‑
tres avaient fleuri durant les six jours. Je trouvai
nombre d'épis chargés de six, sept, neuf et dix
grains ergotés, et d'une grande quantité de mu‑
cilages clairs, transparens, d'un goût doux et
sucré, qui couvraient la plante jusqu'à la racine.
Ce mucilage, amassé sous forme de gouttes au‑
tour des barbes de quelques épis, ressemblait
assez bien à de l'eau : j'en détachai quelques
gouttes, et je les vis se reproduire ; je passai à
l'eau quelques-uns de ces épis, le mucilage dis‑
parut. Du 6 au 9 le temps était venu au beau ; la
chaleur était élevée : ce jour, je repris au même
lieu le cours de mes observations. Je trouvai des
grains ergotés de toutes grosseurs et de toutes
formes : j'en recueillis de quatre à vingt lignes
de longueur et de quatre lignes de circonfé‑
rence ; il y en avait de courbes, de droits, et
d'autres dont les proportions n'étaient pas régu‑
lières. Le mucilage s'était transformé en une
poussière blanche sucrée, qui recouvrait l'ergot,
l'épi et la tige, jusqu'à sa racine ; le chevelu de
cette dernière était moins délié que celui du bon
grain. Les grains récoltés sur la plante avaient
une odeur tirant sur celle des cantharides dessé‑
chées.

Le 21 mai 1820, les seigles entraient en fleur.
Le temps avait été pluvieux, couvert et frais,
pendant quelques jours : je crus qu'il aurait été

propice à faire naître l'ergot. Je me rendis près
de plusieurs champs de seigle pour observer; je
vis plusieurs épis dont les anthères étaient adhérentes à la balle et qui la dépassaient en partie;
mais ce pollen était évacué; plusieurs grains
avaient avorté; la plus grande partie continuait
sa végétation. Le 24, le temps était chaud et
beau ; la plus forte partie des champs avait passé
fleur, ou était en fleur. Il faisait un peu de vent ;
je ne pus, ce jour-là, récolter du pollen. Le 27,
à une heure après midi, il y eut une petite pluie
qui dura une demi-heure ; ensuite le soleil se
montra, et la chaleur survint. A cinq heures du
soir, je me trouvai sur les bords de la Loire,
près d'un champ de seigle qu'environnaient des
marécages : ce seigle, encore vert, était touffu,
à peine entrait-il en fleur ; sur six épis seulement
je trouvai des dispositions ergotiques ; ces épis
étaient gluans et d'un vert foncé. L'un d'eux
avait une balle jaune à laquelle on remarquait
déjà une goutte de mucilage; un autre avait aussi
une balle jaune et un grain déjà hors de la balle.
Le pollen et les anthères étaient renfermés dans
la balle. L'embryon du premier était blanc, flas-
que ; sa substance était pâteuse, grumelée, d'une
odeur de levain, et conservait sa forme naturelle. Un troisième présentait des rayons violets;
il était hors de la balle et déjà volumineux. Une
partie de l'écorce du grain était violette ; les an-

thères et le pollen étaient à l'extrémité supérieure de la balle et couverts d'un mucilage transparent. La substance du grain était blanche, pâteuse, grumelée, d'une odeur aigre-putride, tirant sur celle des cantharides sèches ; les autres étaient au même degré d'accroissement. Il paraît que cette production avait eu lieu en cinq heures de temps. J'ai gardé ces épis trois jours, la tige dans un vase où il y avait de l'eau ; ils n'étaient point changés ; le grain était seulement plus violet, sans avoir pris de l'accroissement. L'une des balles, traitée par l'ammoniac, a donné au liquide une couleur jaune-violacée.

J'ai remarqué sur les épis plusieurs insectes, tels que grosses punaises noires, des mouches qui ressemblaient aux hannetons ; entr'elles il y en avait de rouges de même forme ; plusieurs espèces d'araignées, etc. J'observai leurs actions ; les unes mangeaient les barbes du blé ; d'autres les bords des valves ; d'autres suçaient l'humidité entre ces valves, et d'autres le suc des fleurs, mais aucune ne s'attachait aux épis ergotés ; une mouche ordinaire était sur la tige et suçait le mucilage. J'ai trouvé le même nombre de ces insectes dans d'autres champs où il n'y avait point d'ergot : néanmoins, il y a eu des communes où l'ergot fut très-abondant, et notamment dans des communes de Saone et Loire, situées à l'ouest de ce fleuve, et dans quelques-unes de celles du département de l'Allier.

L'année 1821 ne m'a fourni que peu d'exemples de formation d'ergot, quoique la saison ait
été pluvieuse ; mais elle était froide et venteuse,
et cette circonstance a pu nuire à cette production ; malgré ce, il y eut des exemples de son
action délétère.

Explication de la planche.

Figure 1.re Balle s'ouvrant pour lancer le
pollen par un beau soleil.

a. Le pollen.

bb. Les anthères.

cc. Les filets qui soutiennent les anthères.

dd. Les pétales.

e. Le pistil.

f. L'embryon formant un caryopse ovoïde.

gg. les deux valves formant la glume ou balle.

h. L'arête filiforme.

i. L'épicène.

Fig. 2.e L'ergot dans la balle et desséché par
le soleil.

a. Portion de l'anthère contenue dans la balle.

b. Grain ergoté dont la végétation est arrêtée
par la chaleur, et percé de petits trous.

c. Arête filiforme.

d. Balle violacée.

Fig. 3.e Balle, fermée par la pluie, qui laisse
apercevoir au dehors les anthères ; elle est teinte
de jaune.

aa. Les anthères.

Fig. 4.ᵉ Balle ouverte à dessein pour distinguer le principe putréfiant de l'ergot.

aa. Les anthères fanées.

b. Le pollen grumelé dans la balle sur les pétales, les filets et l'embryon.

c. Point noir, ou principe de putréfaction.

dddd. Rayons violacés partant du point noir, en se divergeant sur le caryopse ovoïde.

Fig. 5.ᵉ Epi de seigle ergoté contenant six grains d'ergot de différentes formes. Cet épi, la tige, les feuilles et jusqu'à la racine, sont couverts d'un mucilage transparent.

aaaa. Goutte de mucilage aux extrémités des barbes.

bbbbbb. Grain ergoté dont la végétation est encore en activité.

ccc. Les feuilles chargées de mucilage.

dd. Troncs de plusieurs tiges coupées.

II.ᵉ OBSERVATION.

Sur la découverte de l'Acide.

Les premiers jours de septembre 1813, fatigué du peu de succès que j'obtenais des différens traitemens employés jusqu'alors contre l'ergotisme, et voyant augmenter chaque jour le nombre des sujets atteints de cette maladie, je me procurai une quantité d'ergot que je soumis à différentes épreuves, afin de découvrir le prin-

cipe putréfiant qu'il contenait ; ces épreuves furent d'abord sans succès. Cependant je pris deux
flacons ; dans chacun d'eux j'introduisis deux
onces d'un même liquide. Dans le premier flacon je mis macérer vingt grains ergotés ; dans
le second je plaçai vingt grains de seigle qui
n'offraient pas de monstruosités ; j'en fis autant
pour vingt liquides différens. Les quarante flacons qui contenaient le sujet de mon expérience
furent rangés sur un rayon : je n'observai d'action chimique que dans les trois liquides suivans :
l'ammoniac, la lessive de cendres de vigne et
l'eau-de-rabel. Dans le flacon d'ammoniac qui
contenait le seigle ergoté, je vis de suite se dé-
gager de chaque grain de petits nuages pourprés
qui, en moins de deux minutes, donnèrent à la
liqueur une couleur de lie de vin ; le même effet
fut produit par la lessive de cendres de vigne,
mais plus lentement ; il s'opéra aussi un changement dans l'eau-de-rabel qui se colora gris-bleu,
apparemment que cette liqueur n'était pas naturelle. M. *Desgranges* m'écrit que l'ergot déter-
mine un beau rouge dans cette liqueur.

En juin 1820, avec les récoltes que je fis aux
différentes époques de la végétation ergotique,
je tentai les épreuves suivantes au moyen de
l'ammoniac : le pollen du seigle récolté colore
l'ammoniac d'un beau jaune ; les balles, au premier degré de fermentation , lui donnent un

jaune plus terne ; les balles où déjà l'embryon était taché de noir et qui renferment les anthères, produisent un jaune violacé ; celles dont le grain est sorti de la balle ou dont il est prêt à sortir, et qui était rayonné de noir ou partie toute noire, produisent un violet clair ; la partie interne du grain séparé de l'écorce donne la même couleur que celle que donnent les premières balles ; l'écorce ratissée produit seule la couleur lie de vin.

IIIe OBSERVATION.

Sur le Traitement prophylactique.

Le 18 septembre 1814, je fis infuser à froid, pendant une heure, dans trois seaux de lessive de cendres de vigne, une mesure (quarante-deux livres) de seigle, dont un tiers était ergoté ; dans ce laps de temps, la lessive prit la couleur lie de vin ; après quoi, je fis laver le grain dans plusieurs eaux, jusqu'à ce que cette dernière ne soit plus colorée : je fis sécher le grain au soleil ; je le fis moudre, pétrir et cuire ; je le coupai moi-même, il n'avait point de taches violettes ; le goût était le même que celui du pain fait avec du bon grain ; j'en mangeai plusieurs jours et mon domestique le finit, et ni l'un ni l'autre nous n'en fumes incommodés. Ce pain était moins levé que celui fait avec le bon grain, malgré que les mêmes précautions eussent été prises pour l'un comme pour l'autre.

IV.ᵉ OBSERVATION.

Sur la détérioration de l'Ergot.

Le 13 février 1813, je fus appelé au domicile du sieur Longeot, charpentier en bateaux, de la commune d'Artaix, canton de Marcigny, pour un autre cas que l'ergotisme. En ma présence on apporta un sac de seigle qui contenait trois mesures dont au moins un sixième était ergoté : je recommandai de soustraire l'ergot, ce à quoi ce particulier n'eut point d'égard ; ils en firent leurs alimens et n'en furent point incommodés ; la femme seulement s'aperçut d'une petite diminution dans son lait. Je m'instruisis où ils l'avaient acheté et depuis quand il était battu ; ils m'apprirent qu'il avait été battu en août et resté en tas dans les greniers jusqu'à ce jour.

V.ᵉ OBSERVATION.

Première période. — Sur le Pain ergoté mangé chaud.

Le 6 juillet 1814, M. B.***, de la commune d'Avrilly (Allier), voulant faire ses moissons, avait fait couper du seigle dans lequel était environ un dixième d'ergot ; en avait fait du pain pour alimenter un plus grand nombre d'ouvriers qu'il devait avoir le lendemain. M. B.*** distribue à dix batteurs de ce pain encore chaud. Le même soir, tous ces hommes furent incommodés

de vomissemens, de diarrhées, de nausées, d'é-
tourdissemens ; le lendemain, ils avaient perdu
leurs forces et tombaient sur la paille, incapa-
bles de travailler. Ce propriétaire reconnut bientôt les effets de l'ergot ; il changea la nourriture
de ses ouvriers ; leur donna du vin, et le sur-
lendemain ils reprirent leurs travaux.

VI.º OBSERVATION.

De l'Ergot sur les nourrices.

Je pourrais rapporter sur ce fait plusieurs observations, mais la présente les renferme toutes.
Le 3 octobre 1813, je fus consulté par Marie
Marchand femme Amelot, de la commune de
Melay, canton de Marcigny, laquelle se plaignait d'avoir perdu son lait pour avoir fait usage
du pain de seigle ergoté. Du même jour j'ordonne un régime succulent et tonique ; je lui
administrai, dans douze onces d'infusion de sureau édulcorée, douze gouttes d'alcali volatil
fluor, pour une potion à prendre en quatre doses,
de quatre en quatre heures. Le 6, elle allaitait
son enfant ; le 10, elle reprit l'usage du pain ergoté ; le 14, le lait a disparu ; même procédé :
le 22, elle nourrit ; le 26, elle mange du même
pain, mais chaud ; le 27, le lait est perdu ; le
28, nausées, crampes ; le 30, remise au régime
et traitement ; le 3 novembre, elle était en pleine
santé.

VII.ᵉ OBSERVATION.

De l'Ergot sur les femmes grosses.

Le 20 octobre 1813, je suis appelé au domicile de M. C.***, de la commune de Luneau (Allier), pour son épouse qui éprouvait les douleurs de l'enfantement dans une grossesse de six mois. Cette dame, d'une faible constitution, éprouvait un froid continuel; le pouls était petit, concentré; elle avait le sein fade et petit. Je la fis mettre au régime, sans penser à l'ergot. La couche fut briève et les douleurs actives.

Le 24 août 1814, la même accoucha au septième mois avec les mêmes symptômes et les mêmes suites: l'enfant a vécu deux mois. Depuis, cette dame a eu d'autres couches qui sont venues à terme et ont été très-heureuses. La malade n'a point éprouvé de froid, et le pouls était développé comme dans l'état naturel; les seins étaient pleins et souples. J'appris alors qu'elle avait mangé du pain ergoté en 1813 et 1814, et que ses domestiques en avaient été incommodés à la première période, mais qu'elle ne croyait pas que le peu qu'elle en avait mangé pût lui être nuisible. Les enquêtes que j'ai faites, selon les désirs de M. *Desgranges*, auprès des femmes dans les familles desquelles j'avais fait des traitemens, m'ont assuré avoir éprouvé les mêmes effets dans leurs fausses couches, et qu'elles n'ont accouché les unes qu'après six jours de l'usage du pain, et les autres huit, dix et même jusqu'à vingt jours. J'ai observé que cette variété d'époques dépendait du tempérament des femmes et de leur plus ou moins succulente nourriture.

VIII.ᵉ OBSERVATION.

Sur le premier essai de l'ammoniac.

Le 3 septembre 1813, Marie Brossard, âgée de 19 ans, d'une bonne constitution, entre à l'hospice de Marcigny, supportant depuis quinze jours des crampes, un engourdissement, un fourmillement, un froid continuel à la main gauche ; cette main était déjà colorée rose, avec affaissement des chairs, perte du pouls à l'avant-bras, mais encore palpable à la partie supérieure de l'artère brachiale. Le 4, j'ai administré extérieurement décoction de sureau alcoholisée et camphrée ; intérieurement, décoction de quina concassé, quatre gros par jour : le 6, mêmes symptômes, mêmes souffrances et même traitement.

Le 7 au matin, j'imbibai d'ammoniac une boulette de charpie ; je frictionnai l'avant-bras, la main et les doigts environ une minute. Ma surprise fut extrême quand, avant qu'une heure se soit écoulée, la malade me dit que les douleurs avaient cessé ; et de suite la chaleur se rétablit ; la peau reprend sa souplesse et son élasticité. Intérieurement j'ajoute à chaque dose de décoction de quina trois gouttes d'ammoniac.

Le 8, le pouls est recouvré à l'avant-bras; même traitement intérieurement ; extérieurement bains de lessive de cendres de vigne : le 9, supprimé le traitement interne ; le 10 , parfaitement guérie ; le 12 , sortie de l'hospice.

IXe OBSERVATION.

Sur la première période, troisième degré.

Le 10 octobre 1813, je fus appelé en passant chez le nommé Buinet, locataire en la commune d'Avrilly (Allier). Ce malheureux père de famille, âgé de 30 ans et sa femme de 26, trois petits enfans dont le plus âgé avait 5 ans; le dernier sevré depuis six semaines pour cause de symptômes de grossesse, tous éprouvaient différentes affections causées par l'usage du pain de seigle ergoté, dont ils usaient depuis sept à huit jours. Le mari, fort et vigoureux, avait éprouvé des maux de cœur et des étourdissemens, des envies de vomir, des faiblesses avec abattement et des céphalalgies. La femme, qui ordinairement avait du lait d'un enfant à l'autre, l'avait perdu. Les petits enfans criaient du froid et des douleurs qu'ils éprouvaient aux pieds et aux mains. Craignant de leur confier l'usage de l'ammoniac, je leur fis faire une lessive de cendres de vigne; j'en graduai la quantité et j'indiquai la dose pour chacun d'eux, dans une quantité désignée d'infusion de fleur de sureau édulcorée, pour être prise à l'intérieur; des embrocations de lessive et des bains de cette même liqueur pour l'extérieur.

Le 13, je repasse chez les malades. Il est résulté de ce traitement que l'homme et les enfans étaient mieux; que le même soir la femme avait éprouvé une perte et n'avait point fait usage des remèdes. Plusieurs personnes, depuis cet indice, ont fait le même traitement avec le même succès.

X.e OBSERVATION.

Sur la deuxième période, premier degré.

Le 1.er novembre 1813, s'est présenté le sieur Melon (Philibert), du village de Verfout, commune de Melay, canton de Marcigny (Saone et Loire), âgé de 40 ans, d'une bonne constitution, atteint depuis dix à douze jours d'un fourmillement aux extrémités inférieures des membres thorachiques, avec crampes, douleurs aiguës dans les os, ayant eu des nausées, des étourdissemens, le pouls petit, peu sensible. Je frictionnai les avant-bras et les mains avec l'ammoniac; et, pour l'intérieur, la décoction de quina avec l'ammoniac à la dose de quatre gouttes par prise de huit en huit heures : le lendemain, un bain de lessive d'une heure. Tandis que je préparais les remèdes, le malade devint calme

par gradation ; et , comme j'allais les lui remettre , il me dit d'un grand sang-froid : je crois
bien , Monsieur, que je n'en ai pas besoin ; je
me sens tout guéri. Le 3 , il revint m'annoncer
qu'il avait repris ses travaux d'agriculture et
qu'il n'éprouvait plus aucune douleur. ,

XI.e OBSERVATION.

Sur la deuxième période, deuxième degré.

Le 8 octobre 1813 , le sieur Thevenet (An-
toine) , de la commune de Saint-Julien-de-Cray,
canton de Semur (Saone et Loire) , âgé de 20
ans , est entré à l'hospice de Marcigny. Atteint
depuis trois semaines des premiers symptômes
de la première période de l'ergotisme , il éprouvait l'engourdissement, le froid ; les membres
étaient colorés rose-pâle ; les chairs des extrémités inférieures des membres pelviens étaient
affaissées ; le pouls était perdu ; à peine pouvais-
je palper les artères brachiales et crurales , dont
le calibre était considérablement diminué ; les
pulsations étaient régulières, l'appétit passable,
l'œil sec , les urines et les selles libres et le ventre souple. Le 9 , friction avec l'ammoniac depuis le genou jusqu'aux doigts de pied , sans
omettre les interstices des orteils : le soir , répétée sur le pied , bains et embrocations de lessive : Intérieurement, décoction de quina ammo-
niacé, de quatre gouttes par dose. En moins

d'une heure, le froid et les douleurs cessèrent aux jambes, et le soir aux pieds; nuit calme. Le 10, couleur naturelle à la peau, le pouls rétabli; même traitement intérieurement : bains à l'extérieur. Le 11, le malade marche; bains, embrocations et potions supprimés. Le 12, le mieux continue; le 16, purgé; le 20, sorti de l'hospice parfaitement guéri.

XII.ᵉ OBSERVATION.

Sur la deuxième période, troisième degré.

Le 12 novembre 1813, me fut présenté le nommé Jean-Claude Chevalier dit le Grand-Bert, de la commune d'Avrilly, canton du Donjon (Allier), âgé de 50 ans, d'une bonne constitution, éprouvant depuis environ un mois des douleurs et un froid insupportables aux membres thorachiques et principalement aux doigts. L'avant-bras était rose-pâle, la main jaune, et les doigts étaient légèrement tuméfiés et insensibles; on ne palpait plus l'artère radiale, et bien faiblement la brachiale.

De suite frictions à l'avant-bras, compresse simple imbibée d'ammoniac sur la main, double sur les doigts : ces derniers appareils restèrent cinq à 6 minutes, ensuite enlevés et remplacés par des linges trempés dans la lessive, appliqués sur toutes les parties affectées des membres; intérieurement décoction de quina avec huit gouttes d'ammoniac par dose, de-six en six heures; trois heures après, les accidens cessèrent, et le malade passa une bonne nuit.

Le 13, l'avant-bras qui était rose-pâle reprit sa couleur naturelle; la main qui était jaune prit la couleur rose-pâle, et les doigts tuméfiés restèrent jaunes et insensibles. Ce même jour je fis une nouvelle friction sur la main et les doigts avec l'ammoniac, puis des embrocations de lessive; le soir, bain de lessive; intérieurement, décoction de quina avec quatre gouttes d'ammoniac. Le 14, le pouls est rétabli; à l'avant-bras, couleur naturelle; à la main et aux doigts, couleur rose; les dernières phalanges restent jaunes et insensibles: extérieuremeut, bains de lessive et embrocations *idem*. Le 15, intérieurement quina seulement; extérieurement, compresses et bain; le 16, *idem*; le 19, purgé; le 20, repris ses travaux. Dans le courant de novembre 1819, j'ai revu ce malade. Les dernières phalanges ont toujours la couleur jaune; elles sont encore insensibles et font corps avec les ongles.

Le même succès a été obtenu sur Louise Charier, âgée de 22 ans, de la commune d'Artaix; sur Catherine Baudouin, âgée de 19 ans, de la commune de Chenay; François Chopin, sa femme, ses enfans, ses domestiques; enfin nombre d'autres à la même période. Il en est dans ce nombre à qui les doigts entiers sont restés secs, jaunes et insensibles.

XIII.ᵉ OBSERVATION.

Sur la troisième période, premier degré.

Le 21 septembre 1813, la femme Alix, du village des Charriers, commune de St.-Martin-du-Lac, canton de Marcigny, âgée de 36 ans, d'une bonne constitution, entra à l'hospice de Marcigny éprouvant un froid insupportable, un engourdissement général des bras, avant-bras et mains : les premiers étaient rosés-pâles ; les seconds jaunes, ainsi que la main et les doigts. L'annulaire gauche était boursouflé jusqu'à la deuxième articulation ; les extrémités des autres doigts se disposaient à le devenir ; les artères n'étaient point palpables, excepté l'axillaire.

Le 22 au matin, régime succulent et tonique, frictions sur le bras, compresse simple sur l'avant-bras, double sur la main, cordonnet de charpie autour du doigt sphacélé et sur l'intermédiaire qui se trouve entre la partie saine et la partie putréfiée ; le tout imbibé d'ammoniac pur. Cet appareil resta appliqué environ cinq à six minutes, excepté le cordonnet de charpie qui resta jusqu'au soir ; les compresses levées furent remplacées par d'autres imbibées de lessive de cendres de vigne, et le soir le cordonnet de charpie par une bandelette enduite d'onguent styrax. Les membres pelviens éprouvaient le froid et furent seulement frictionnés avec l'ammoniac.

Intérieurement, décoction de quina, sept à huit gouttes d'ammoniac par verrée. La nuit fut calme et les douleurs cessèrent. Le 25, la gangrène était bornée sous la bandelette de styrax; l'avant-bras avait sa sensibilité et la couleur rose; le bras et les autres membres étaient dans leur état naturel : la main était restée jaune; frictions sur cette partie ; même traitement intérieurement et extérieurement. Le 24, l'ongle et l'épiderme se détachèrent et suivirent l'appareil, à partir de l'endroit où la gangrène était bornée: dessous l'épiderme, les chairs étaient sèches et collées aux os; elles étaient d'un noir violet. Au bord de la partie saine, j'observai un suintement précurseur de la suppuration ; le pouls était rétabli à l'avant-bras; les mouvemens des membres s'exécutaient librement et sans douleur. Extérieurement, même traitement ; supprimé l'ammoniac. Le 25 et 26, *idem*. Le 27, la suppuration était louable et abondante : je détachai les chairs adhérentes à la deuxième phalange; je désarticulai cette dernière ; même traitement. Le 28, je m'aperçus que l'os était détaché dans l'articulation métacarpienne, sans que les tégumens aient été putréfiés jusqu'à cette partie de l'os. Je fis vaciller cet os, il me resta à la main. J'observai que les chairs débordaient la partie restante de trois à quatre lignes : je vis que la tête de la troisième phalange était encore cariée. J'intro-

duisis sur cette partie osseuse une petite boulette
de charpie imbibée d'ammoniac : son application
fut douloureuse, mais de peu de durée ; et dans
le premier cas l'ammoniac n'excitait que des sensations agréables. La boulette resta jusqu'au soir.
Intérieurement, supprimé le quina ; lotions lixi-
vielles à l'extérieur. Le 29 et 30 , même pansement. Le 1.er octobre, *idem.* Le 3, purgée ; extraction de la portion de phalange nécrosée dans
sa partie spongieuse. Le 7 , la cicatrice. Le 8,
sortie de l'hospice. Cette femme était réglée à
son entrée à l'hospice.

A la même période et au même degré, étaient
Claude Burdin de Chenay, Charnet de Céron,
Magnien de Chambilly, et vingt autres, traités
de la même manière avec le même succès.

XIV.e OBSERVATION.

Sur la troisième période au deuxième degré.

Le 5 août 1813 , je fus appelé au domicile de
Louis Gatay, propriétaire en la commune de
Melay, âgé d'environ 34 ans, souffrant depuis
près d'un mois les symptômes et les accidens
énoncés aux périodes antérieures. La disette du
grain le fit avoir recours à son champ, quoique
le grain, dans lequel était au moins un tiers
d'ergot, ne fût pas en parfaite maturité. Il le fit
griller au four et au soleil, le fit moudre, en
fit du pain dont il vécut. Ce malade recourut à

un médecin qui prit les premiers symptômes de l'ergotisme pour une affection rhumatismale. L'empirisme, d'un autre côté, lui prodiguait ses soins ; mais le mal allait toujours croissant : c'était le second malade que je visitais ; j'étais aussi neuf que le premier médecin sur cette espèce de maladie dont j'ignorais la cause et les effets. Le malade mit ses membres à découvert. Le pouce et l'index gauches étaient sphacélés ; les autres parties du membre étaient conformes à la précédente observation ; il éprouvait les mêmes douleurs. Ce malade se fit conduire à Marcigny où il arriva le 6. Je le mis au régime succulent et tonique : intérieurement le quina en poudre, deux gros de quatre en quatre heures ; le soir, potion calmante. Le 7, extérieurement poudre de quina, onguent styrax, décoction de quina alcoholisée et camphrée, potion calmante.

Le 11, amputation de l'index à la partie moyenne de la seconde phalange, sans hémorragie ; mêmes douleurs et même froid ; continuation des moyens internes et externes. Le 16, je détachai les escarres du pouce ainsi que la première phalange ; la suppuration était louable et la plaie tendait à cicatrice.

Le 21, la gangrène gagne l'articulation métacarpienne. Le 30, elle paraît se borner : plus forte dose de quina avait été administrée ; mêmes sensations, mêmes douleurs ; continué ainsi jusqu'au 8 septembre , pendant lequel temps la gangrène n'avait plus fait de progrès, mais n'était point bornée. Ce jour-là, le matin, j'appliquai sur toute la partie putréfiée un plumasseau imbibé d'ammoniac que je laissai jusqu'au soir ; frictions aux membres et application de compresses comme dans les précédentes observations, bains de lessive; intérieurement décoction de quina, huit gouttes d'ammoniac. Le soir, le malade est calme ; le froid a cessé. Dans la nuit, il obtint un long et paisible sommeil que n'avaient pu jusqu'alors produire les remèdes opiacés.

Le 9 ! la suppuration était établie au carpe du pouce et de l'indicateur, au métacarpe du médius. Le 10, à défaut de lessive, je fis préparer un bain avec trente gouttes d'ammoniac par litre d'eau ; embrocations avec la même liqueur. Intérieurement huit gouttes d'ammoniac dans la décoction de quina. Le 11, même traitement interne et externe; pansement avec le styrax. Le 20, extraction des os. Le 28, cicatrice complète : retourné à son domicile.

Pendant la cure du mari, la femme, qui continuait l'usage du pain, fit une fausse couche, étant grosse de cinq mois. Cette malheureuse fut abandonnée à la nature.

Le 19 août 1816, le même homme se représente à moi avec les symptômes de la première période. L'expérience ne l'avait point corrigé. Je suivis les procédés indiqués pour cette période. Il fut encore guéri pour la seconde fois.

Plus de trente personnes se sont trouvées dans le même cas, dans les différentes années qu'ont régné ces épidémies.

XV.ᵉ OBSERVATION.

Sur la troisième période au troisième degré, avec exfoliation partielle des os spongieux du tarse.

Le 20 septembre 1813, entra à l'hospice de Marcigny Etiennette Meulien, orpheline, de la commune de Vindecy, âgée de 11 ans, ayant le pied droit sphacélé jusqu'au tarse, la jambe jaune et insensible, éprouvant un froid continuel, avec douleurs aux quatre membres et perte totale des battemens artériels de ces membres.

Le 21, j'appliquai autour du pied sphacélé un plumasseau étroit et assez long pour faire le tour du pied et recouvrir également la partie saine et la partie sphacélée, ce plumasseau imbibé d'ammoniac; une compresse simple sur la jambe et des frictions sur la cuisse et les autres membres avec une boulette de charpie; le tout imbibé d'ammoniac. Le soir, linge imbibé de lessive; intérieurement infusion de sureau (à défaut de quina), ammoniac trois gouttes par dose. Le 22, plus de froid, plus de douleurs; la gangrène bornée : extérieurement, pansement avec le styrax et la lessive : intérieurement une cuille-rée de lessive au lieu d'ammoniac. Le 23, la jambe et les membres étaient dans l'état naturel ; le pouls était rétabli. Le 25, je désarticulai l'ex-trémité du pied, entre le tarse et le métatarse : la seconde rangée des os me parut encore cariée, quoique les chairs environnantes fussent vives et en bonne suppuration. Je mis sur les os un plumasseau d'ammoniac qui excita une douleur vive de peu de durée, que la malade n'avait point éprouvée à la première application de l'ammo-niac. Extérieurement, continué le même traite-ment ; à l'intérieur, supprimé. Le 5 octobre, extraction des os du tarse par portion ; le troi-sième cunéiforme tombe seul en entier ; les au-tres s'exfolient par tiers ou par moitié. J'observai que la portion restante était recouverte de pa-pilles charnues : la cicatrice fut prompte. Le 30, la malade était radicalement guérie. La pitié des administrateurs la fit rester à l'hospice jusqu'au printemps. Elle se rendit utile et marchait très-bien sur son talon.

XVIe OBSERVATION.

Sur la troisième période au quatrième degré. Effet de l'ammoniac sur les nécroses ergo-tiques.

Le 9 novembre 1816, Claude Rivollier, de la commune de Fleury, canton de Semur (Saone et Loire), âgé de 12 ans, fut apporté à l'hospice de Marcigny, la jambe gauche sphacélée jusqu'à l'articulation du genou, ayant éprouvé les symptômes de l'ergotisme. Ce malade était atteint d'un froid violent, la cuisse jaune et insensible, le pouls petit et concentré, l'appétit passable. Ce malade avait changé son régime depuis plus de trois semaines et avait subi d'autres traitemens.

Le 10, Amputation de la jambe sphacélée audessous de l'articulation, cordonnet de charpie autour du genou imbibé d'ammoniac; frictions sur la cuisse, embrocations de lessive : intérieurement, décoction de quina avec huit gouttes d'ammoniac. Le 12, la gangrène bornée. Extérieurement styrax, lessive : intérieurement décoction de quina, quatre gouttes d'ammoniac. Le 14, chute des escarres. Je m'aperçus que le nerf poplité était sensible, quoique environné de parties putréfiées ; même pansement et traitement, excepté l'ammoniac.

Le 21, obligé de m'absenter quelques jours et de confier le service de l'hospice à la bienveillance de mes confrères.

Le 6 février 1817 (trois mois d'absence), on avait supprimé mon traitement. La cicatrice joignait les os, et ces derniers étaient encore adhérens ; le moignon était cicatrisé jusque contre les os : je tentai inutilement de les extraire.

J'introduisis entre le péroné et le tibia une sonde d'argent qui pénétra à plus de deux pouces. Je reconnus aussi des fongosités charnues : je jugeai que la nécrose n'était point bornée. Je me déterminai à inciser les parties latérales du moignon jusqu'à la nécrose. Je relevai les lambeaux, afin d'appliquer autour des os un cordonnet de charpie imbibé d'ammoniac : la douleur fut vive et courte. Le 12, le péroné se détache au lever de l'appareil. Le 15, le tibia cède à un léger ébranlement. J'observai qu'une partie du condyle externe était détachée, quoique cette partie de l'os soit spongieuse. Le 24, cicatrice parfaite. Le 28, sorti de l'hospice parfaitement guéri.

XVII.e OBSERVATION.

Sur la dernière terminaison.

Le 13 septembre 1813, il m'arrive sur une charrette quatre personnes de la famille Chopin, commune de Bourg-le-Comte, canton de Marcigny (Saone et Loire), au nombre desquelles était une petite fille âgée de 10 ans. Elle avait les quatre membres putréfiés jusqu'aux articulations des membres avec le tronc. Elle était altérée et avait encore tout son raisonnement ; les mouvemens du cœur étaient sensibles et réguliers. Elle fut reconduite à son domicile où elle mourut le 15 du même mois, et non en 1815, comme le rapportent M. *Bordot* et M. *Orjollet*.

XVIII.ᵉ OBSERVATION.

Sur les ulcérés et obstrués.

Le 25 juillet 1813, appelé au domicile de
Claude Ravat, propriétaire à Avrilly, canton du
Donjon (Allier), âgé de 62 ans, atteint depuis
quelques mois d'une petite ulcère à la jambe
gauche, d'un tempérament phlegmatique, la
rate obstruée. Ce malade éprouvait un froid
permanent, des douleurs aiguës, le pied jaune,
le gros doigt du pied sphacélé. J'attribuai l'absence du pouls à un vice de conformation (ce
malade fut un des premiers qui me furent con-
fiés). Je mis ce malade à l'usage externe d'une
décoction de quina alcoholisée et camphrée,
l'onguent styrax sur plumasseau ; intérieurement
le quina en substance et en décoction, quinze
gouttes de laudanum pour la nuit.

Le 16 août, le pied était sphacélé ; la gangrène parut bornée au tarse : amputation entre
la première rangée et la seconde des os du métatarse, sans hémorragie. Du 20 au 25, la gangrène gagne la petite plaie, et paraît s'y borner :
je sépare le pied d'avec la jambe. Le 29, je fis
l'amputation au-dessous de l'articulation du genou, sans hémorragie : les parties contenantes
étaient saines ; celles contenues étaient putréfiées ; l'os me parut nécrosé à une distance plus
éloignée. Je remarquai une portion blanche que

12

je reconnus être le nerf tibial postérieur. Je le saisis avec une pince, et le malade éprouve de la douleur; et plus je me rapproche de la partie supérieure, en pinçant, et plus la douleur est vive. Je reconnus à côté l'artère tibiale postérieure; je la trouvai racornie, noire, ne permettant pas même l'introduction du plus petit stylet. Ayant disséqué la partie du membre amputé, je voulus, au travers du désordre du sphacèle, suivre les nerfs et les vaisseaux. La blancheur du nerf me permit de le reconnaître à plus d'un pouce; mais les artères étaient réduites à rien. Les veines contenaient une humeur putride, noirâtre, fétide; et, ainsi que les artères, leur diamètre était restreint, mais bien moins que les artères. Même traitement extérieurement; vingt gouttes de laudanum liquide.

Le 1.er septembre, au lever de l'appareil la gangrène avait gagné l'articulation du genou; le froid subsistait toujours; l'autre pied et les mains commençaient déjà à l'éprouver; le pouls était toujours insensible. Même traitement extérieurement: intérieurement un grain d'extrait d'opium muqueux, soir et matin jusqu'au septième jour, sans mieux apparent.

Le 8, appliqué un long plumasseau imbibé d'ammoniac autour et au-dessus de l'articulation, à l'endroit où semblait être bornée la gangrène; frictions avec l'ammoniac sur les autres membres

et la cuisse amputée ; intérieurement décóction
de quina avec six à sept gouttes d'ammoniac par
dose , de quatre en quatre heures ; supprimé
l'opium. La nuit fut calme et suivie d'un long
sommeil. Le 9 , la gangrène est bornée ; pansement avec le styrax et la lessive. Le 12 , les escarres tombèrent ; la sensibilité était revenue ,
le pouls rétabli. Le 14 , supprimé l'ammoniac à
l'intérieur. Le 15 , l'os était à découvert. Le 16,
cordonnet de charpie imbibé d'ammoniac autour
de l'os. Le 22 , la portion excédante du péroné
reste à la main. Le 25 , celle du tibia a cédé à
un léger ébranlement : il reste un fragment de
cet os adhérent à l'articulation ; ce fragment
était recouvert de papilles charnues : même pansement. Les premiers jours d'octobre , la plaie
était cicatrisée. Le 12 , fièvre par suite d'indi-
gestion ; la cure est retardée de huit jours. Le 8
octobre , le malade retonrne chez lui avec une
petite plaie simple.

En 1814, cet homme fit encore usage du pain
de seigle ergoté ; se rendit , par économie , à
l'Hôtel-Dieu de Lyon où il est mort.

XIXe OBSERVATION.

Sur les engorgemens séreux.

Le 24 octobre 1813, appelé au domicile de
M. Louis Chapuy , marinier, village de Larue-
Dinet, commune d'Artaix (Saone et Loire), qui

depuis plusieurs années, avait un engorgement
séreux aux jambes et aux pieds. Ce malade avait
aussi la rate obstruée; il se plaignait de douleurs,
de fourmillemens, de froid continuel aux membres pelviens, insensibilité aux doigts des pieds,
le pouls petit et concentré; les jambes étaient
sèches depuis huit jours. J'estimai qu'il entrait
un quart d'ergot dans le pain dont il faisait usage
depuis quinze jours; mais ce malade buvait du
vin et mangeait succulent.

Le 25, frictions avec l'ammoniac; deux heures
après, cessation du froid et des douleurs; intérieurement, décoction de quina, quatre gouttes
ammoniac par dose. Le 26 et le 27, bain de lessive; le 29, reprend ses travaux. Au retour d'un
voyage de quinze jours, l'engorgement reparut
avec moins de développement.

XXe OBSERVATION.

Sur un Malade ergoté, abandonné à la nature.

Le 20 décembre 1819, est entré à l'hospice de
Marcigny, Philibert Bernard, de la commune de
S. Yan, canton de Digoin (Saone et Loire), âgé
de 19 ans, d'une physionomie stupide, bouffi;
un moignon cicatrisé à l'articulation tarso-méta-
tarsienne. Les premiers jours de septembre 1814,
il éprouva les premiers symptômes de l'ergotisme;
le sphacèle se manifesta aux doigts des pieds, les
premiers jours de décembre (3 mois); il a con-

servé cette gangrène jusqu'à la fin de juin 1815
(8 mois), époque à laquelle la chute s'effectua.
La cicatrice n'a eu lieu qu'en octobre 1816 (17
mois); total du règne de la maladie, 28 mois.

La jambe est restée mince, fade, ridée, recouverte d'une croûte écailleuse, et facile à s'exco-
rier au moindre frottement. Il s'était fait établir
un cautère : son état actuel a de la tendance à la
cachexie scorbutique.

XXI.ᵉ OBSERVATION.

Sur l'Ergot appliqué extérieurement.

Le 7 septembre 1813, je pris un morceau de
muscle de bœuf, coupé récemment et tué de la
veille. Je garnis cette chair de grains ergotés, et
je les laissai six heures. Cette chair prit une teinte
violette et était légèrement crispée. Je la trempai
ensuite dans la lessive, pendant environ deux
heures; elle reprit son état naturel. En 1818, je
réunis quelques grains ergotés les plus récens;
je rapai la pellicule ou enveloppe de ce grain;
j'en saupoudrai le tiers d'une plaie tendant à cicatrice. Je concassai la partie blanche du grain;
j'en recouvre l'autre tiers; je laisse ces substances
environ une heure; ensuite, j'enlève le tout avec
la spatule d'argent. La partie de la plaie où était
appliquée l'écorce, était brune, et celle saupou-
drée de la substance interne du grain ergoté, était
jaune; l'autre tiers n'avait point changé.

Je passai légèrement un peu d'ammoniac sur le tiers brun; en moins d'une demi-heure, il reprit son état primitif, mais plus boursouflé; et par ce même procédé, le tiers jaune fut plutôt rappelé à sa couleur naturelle que le premier. Je posai sur le tout un plumasseau de styrax, et une compresse imbibée de décoction de quina; le lendemain je levai l'appareil, il n'en restait aucun vestige.

XXII.ᵉ OBSERVATION,

Ou VIIᵉ. *de la dissertation médicale de M. Orjollet, recueillie à l'hôpital de Grenoble.*

« Un militaire (dit M. Orjollet), âgé de 26
» ans, revenant de Russie, et marchant depuis
» trois mois sans interruption, entra à l'hospice
» de Grenoble, pour s'y reposer pendant quel-
» ques jours; il n'éprouvait que de la fatigue;
» il paraissait bien portant du reste. Peu de jours
» après son arrivée, il éprouva un fourmillement
» dans le pied et la jambe gauche; le pied se tu-
» méfia, la peau devint violette, froide et pres-
» que insensible. On lui appliqua sur le pied et
» la jambe, des compresses imbibées d'une dis-
» solution de sulfate d'alumine et d'hydroclorate
» d'ammoniac (sel ammoniac). Les douleurs
» augmentèrent; la gangrène s'empara des or-
» teils et du métatarse; on crut devoir rempla-
» cer la dissolution d'alun et de sel ammoniac,

» par la décoction de quina, ce qui fut fait pen-
» dant trois jours. Un mieux sensible se mani-
» festa ; la gangrène paraissait se borner, lors-
» que l'on revint à la première application, qui
» augmenta encore les premiers symptômes. La
» peau du pied et de la jambe se détacha en
» forme de botte ; le sphacèle gagna la cuisse,
» le bas-ventre ; et le malheureux succomba ».

J'ai dit, page 39, ce que je pensais de cette observation ; j'ai vu dans les hôpitaux de Brest et de Toulon, de semblables faits à la suite de longues routes que terminaient des marins ; l'amputation en a été le plus souvent le résultat. Le traitement était la décoction de quina alcoholisée et camphrée; et intérieurement, le quina en substance. J'ai vu à l'hôpital de Chalon-sur-Saone, en 1790, un militaire entré à l'hospice pour prendre quelques jours de repos, à la suite d'une longue route à marches forcées. Il se comporta ainsi que je l'ai annoncé. Les glandes inguinales se gonflèrent ; les doigts des pieds, le pied et la jambe se tuméfièrent ; la gangrène débuta par les orteils et successivement ; le membre pelvien gauche fut sphacélé jusqu'à l'abdomen ; il mourut. Ce fait est semblable à celui de M. Orjollet. L'ergot n'est donc pas la cause de la gangrène du sujet de son observation.

XXIII.ᵉ OBSERVATION,

Recueillie dans le N⁰. 369, du samedi 7 octobre 1813, des bulletins du département de l'Allier.

Le 22 septembre 1813.

Le Médecin de l'hospice de Gayette,
A M. le Baron de l'Empire Préfet de l'Allier.

MONSIEUR LE BARON,

« Nous venons de recevoir dans l'hospice de
» Gayette, un homme et une femme de la com-
» mune de Magnet, qui après avoir fait usage
» pendant environ deux mois du pain fait avec
» du seigle dans lequel, d'après leur rapport,
» il y avait un tiers de celui qu'on appelle *cornu*
» ou *ergoté*, ont éprouvé de grands accidens.
» Le mari sur-tout qui en a mangé plus que la
» femme, a actuellement le pied, la jambe, et
» une partie de la cuisse dans un état de gan-
» grène tel que, peut-être, on ne parviendra pas
» à sauver le membre. La gangrène paraît même
» faire des progrès qui donnent lieu à craindre
» pour les jours du malade. La femme n'a eu que
» les orteils un peu noirs, et qui se sont en partie
» dépouillés de l'épiderme qui les recouvrait.
» Ces terribles accidens ont débuté par des maux
» de cœur, des vomissemens, la faiblesse et l'en-

» gourdissement des membres. Une personne qui
» est venue secourir ces malheureux, et qui a
» mangé de ce même pain, ainsi que plusieurs
» de ses voisins à qui ils en avaient donné, ont
» éprouvé les mêmes accidens, mais fort heureu-
» sement pour les uns et les autres, qu'ils n'en
» ont mangé qu'une fois ; aussi, ces accidens se
» sont-ils bientôt dissipés, sans en laisser subsis-
» ter aucune trace. Il n'en a pas été de même
» des deux malheureuses victimes de leur igno-
» rance, qui ont mangé environ six double-dé-
» calitres ; encore, la femme n'en ayant mangé
» que très-peu, attendu qu'elle le trouvait d'un
» goût très amer, et qu'elle ne pouvait l'avaler,
» le mari seul peut avoir consommé plus des 3/4
» de la quantité indiquée ; aussi, ce malheureux
» est-il dans un état qui laisse peu d'espoir. Com-
» me le danger qui peut résulter de pareils grains,
» et peut, comme le prouvent les deux person-
» nes admises à l'hospice de Gayette ; et qu'il est
» vraisemblable que d'autres cultivateurs peu-
» vent avoir cueilli du blé ergoté, et peuvent en
» faire usage pour eux-mêmes, ou le faire con-
» duire dans différens marchés, il serait à pro-
» pos, M. le Préfet, d'insérer cette notice dans
» le bulletin du département, et d'inviter mes-
» sieurs les maires des communes rurales à pré-
» venir leurs administrés du danger qu'ils cou-
» rent en faisant usage, soit pour eux, soit pour

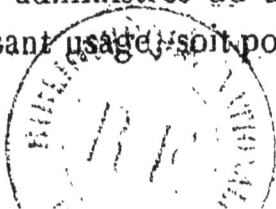

13

» leurs bestiaux, du blé ergoté ; qu'ils ne peu-
» vent s'en préserver, qu'en séparant avec beau-
» coup de soin le blé sain de celui qui est altéré,
» soit par les moyens du crible, ou toute autre
» manière ».

Signé, VILARD, D. M. P.

A cette époque, M. Cossonier, sous-Préfet de
la Palice (Allier); me fit l'invitation de me rendre avec lui dans les communes de Luneau, d'A-
vrilly, du Bouchaud, afin de visiter nombre de
ces malades, et aviser aux moyens de les guérir.
Je me chargeai d'un certain nombre ; j'en fis
transporter à l'hospice de Marcigny, dont quelques-uns font le sujet de mes observations.

M. le marquis de Vaulchier, alors préfet de
Saone et Loire, faisait chaque année insérer dans
les actes de sa préfecture, une injonction à mes-
sieurs les maires d'avoir à publier pendant trois
dimanches de suite, à l'issue des messes parois-
siales, et les dangers de s'alimenter d'ergot, et
les moyens de le séparer du bon grain ; et ce,
d'après les avis que j'avais l'honneur de lui transmettre, ainsi que M. le docteur Carmois de Pa-
ray, nommé par M. le préfet, pour venir ins-
pecter les malades que j'avais désignés. (Voyez
les bulletins des actes administratifs de Saone et
Loire, N.° 18, année 1820; N.os 24 et 28, année 1821). Dans ces derniers, M. le préfet fait

part des moyens indiqués dans la notice de monsieur Tessier, imprimée à Paris en 1821. Cette notice, que daigna m'envoyer S. Exc. le ministre de l'intérieur, sur la demande que fit pour moi M. le marquis de Vaulchier. En même-tems M. le préfet adressa à S. Exc. les attestations de quatorze communes, trois cantons et deux arrondissemens, qui affirmaient les succès que j'avais obtenus par ma méthode de traitement, et le nombre des malades que j'avais guéris.

Charolles, le 16 novembre 1821.

Le Sous-Préfet de l'arrondissement de Charolles,

A M. le Maire de la ville de Marcigny,

MONSIEUR LE MAIRE,

J'ai l'honneur de vous transmettre copie de la réponse de S. Exc. le ministre de l'Intérieur, au rapport qui lui a été fait le 19 octobre dernier, au sujet de la maladie connue sous le nom d'ergot, qui s'est manifestée dans le canton de Marcigny. M. le préfet a saisi cette occasion pour rappeler à l'attention de S. Exc., le mémoire fourni en 1817, par M. Courhaut, chirurgien de l'hospice de votre ville, sur le traitement de cette maladie.

Je vous prie de donner communication de cette lettre à M. Courhaut, et de la pièce qui l'accompagne.

J'ai l'honneur d'être avec une parfaite considération,

MONSIEUR LE MAIRE,

*Votre très-humble et très-
obéissant serviteur,*

ANGLÈS.

Paris, le 2 novembre 1821.

M. le préfet, en m'annonçant par une lettre
du 19 de ce mois, que la maladie connue sous
le nom d'*ergot*, vient de se manifester dans quelques communes de votre département, vous rap-
pelez que le sieur Courhaut, officier de santé à
Marcigny, avait soumis à la faculté de médecine
de Paris, un mémoire sur cette maladie, et sur
la manière de la traiter.

Le mémoire de M. Courhaut, a été en effet
transmis à la faculté de médecine au mois de décembre 1817. La faculté a été souvent invitée à
donner son avis sur la méthode de traitement pro-
posée par l'auteur ; mais, elle n'a point répondu
à cette demande. Comme l'académie royale de
médecine est maintenant chargée de l'examen de
toutes les découvertes qui intéressent l'art de guérir, je viens d'inviter le doyen de la faculté, à
lui faire remettre le mémoire de M. Courhaut.
Je ne doute pas qu'elle n'en prenne aussi - tôt

connaissance ; et je vous ferai part du jugement qu'elle en aura porté.

Je suis, etc. le conseiller d'Etat chargé de l'administration générale des hospices et établissemens de bienfaisance,

Signé baron CAPELLE.

Pour copie conforme :

Le Secrétaire général, Signé, A. TUPINIER.

Pour copie conforme :

Le Sous-Préfet, ANGLÈS.

Charolles, le 9 janvier 1822.

Le Sous-Préfet de l'arrondissement de Charolles,

A M. le Maire de la ville de Marcigny,

MONSIEUR LE MAIRE,

Je vous prie de vouloir bien faire remettre à M. Courhaut, officier de santé à Marcigny, la lettre ci-jointe qui contient un exemplaire de la notice de M. *Tessier* sur le seigle ergoté, dont il a fait la demande à S. Exc. le Ministre de l'intérieur.

Je vous serai obligé de faire connaître en même temps à M. Courhaut, que M. le Préfet a adressé à S. Exc. la lettre de M. le Sous-Préfet de la Palice, pour être transmise à la faculté de médecine de Paris et réunie aux pièces qu'il a fournies à l'appui de son mémoire sur la maladie causée par l'usage du seigle ergoté.

J'ai l'honneur d'être avec une parfaite considération,

MONSIEUR LE MAIRE,

Votre très-humble et très-obéissant serviteur,

Pour M. le Sous-Préfet appelé au chef-lieu, le Délégué,

ROUGEMONT.

Le 10 juin 1821, étant à Vichy pour cause de maladie, je remis à M. Lucas, médecin de Son Altesse Royale Madame la Dauphine et membre de l'académie royale de médecine de Paris, une copie de l'ébauche de l'ouvrage que j'ai l'honneur d'offrir aujourd'hui au public, afin que ce savant daignât la soumettre à l'académie dont il est membre. M. Lucas voulut bien accueillir ma proposition et accepter le manuscrit. Il se fit un plaisir de le communiquer à quelques médecins qui étaient aux eaux, et à quelques personnes distinguées de qui je reçus les félicitations. M. le docteur Lucas m'a prouvé que cette ébauche était pour lui de quelque intérêt, d'après la lettre suivante :

Paris, le 14 novembre 1821.

Assistant le 13 novembre à la séance de l'académie, j'ai entendu donner lecture de votre lettre (*); et, d'après les intentions que vous y exprimez, je remettrai sur le bureau le mémoire que vous m'avez confié sur l'ergot du blé. Vos observations chirurgicales (**) seront sans doute renvoyées à la section de chirurgie. J'ignore la part que prendra l'académie royale de médecine sur votre mémoire que je lui remettrai; je ne doute pas qu'elle n'en ordonne le rapport en le renvoyant à une commission spéciale.

J'apprends avec plaisir l'amélioration de votre santé depuis votre départ de Vichy.

J'ai l'honneur d'être, avec la plus profonde considération,

MONSIEUR,

Votre très-humble et très-
obéissant serviteur,

Aug. LUCAS.

Par une autre du 2 janvier 1822, M. Lucas me dit : Ainsi que je vous l'ai écrit, j'ai remis votre mémoire à M. Tessier, de l'académie des

---

(*) Cette lettre est celle par laquelle j'annonce à l'académie la découverte que j'ai faite de la nature de cause des inflammations.

(**) Observation d'une plaie d'arme à feu avec fracture des os du carpe, dans laquelle j'ai obtenu, par ma nouvelle méthode, la détersion, l'exfoliation partielle des os du carpe, le recollement des lambeaux formés par les quatre doigts restans, et la cicatrice en 25 jours.

sciences et de médecine. Je pense qu'il sera nommé commissaire pour en faire le rapport.

J'aurais cru mésuser des instans trop précieux pour l'humanité souffrante, que m'aurait accordés M. Lucas en multipliant ma correspondance, et, dans cette crainte, j'ai vécu dans l'attente.

XXIV.e OBSERVATION,

Sur la lenteur des progrès de l'Ergot, dans les années d'abondance.

Le nommé Bonnefoy, propriétaire en la commune de Viudecy, canton de Marcigny, arrondissement de Charolles (Saone et Loire), âgé de 27 ans, se présente à moi le 20 octobre 1821, la figure pâle, une lassitude dans les membres, un froid continuel aux extrémités inférieures des membres pelviens, supportant un mal-être depuis deux mois environ; ayant été atteint d'une fièvre-tierce sur la fin d'août, laquelle a été précédée de coliques et de diarrhées, et suivie d'engorgemens séreux aux jambes. A la première inspection, je considérai l'état du malade comme celui d'une personne qui aurait été atteinte de fièvre d'automne; j'ordonnai quelques amers et apéritifs. Le 19 novembre, le malade se représente : l'engorgement des jambes avait disparu ; il lui succédait un affaiblissement extraordinaire des parties charnues, une teinte rose, un fourmillement, un froid continuel et insupportable ; le pouls était petit, concentré et régulier. Je questionnai le malade sur la nature de ses alimens, et principalement celle de son pain : il me dit que, d'abord après moisson, ils avaient cueilli un petit canton de seigle contenant un vingtième d'ergot ; que c'était depuis cette époque qu'il avait éprouvé un mal-être, ainsi que sa mère déjà âgée ; mais que cette dernière ne fut point incommodée.

De suite, je lui fis des frictions avec l'ammoniac, je lui administrai intérieurement la potion de quina, avec 4 gouttes d'ammoniac. Dans l'espace de deux heures, la chaleur fut rappelée; les douleurs cessèrent. Le 8, il était radicalement guéri. Il n'y eut cette année à ma connaissance, que cinq à six personnes atteintes de cette maladie, et aux premières périodes.

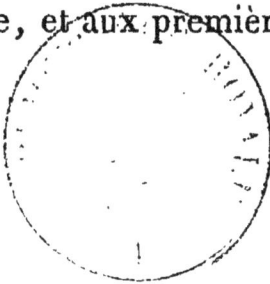

FIN.

ERRATA.

Page 3, ligne 17 : anguinantes, *lisez* engainantes.

Page 5, ligne 3 : lentement et pour parvenir, *lisez* lentement pour parvenir.

Idem, ligne 17 : Décandalle, *lisez* Decandolle.

Idem, ligne 20 : scleratium, *lisez* sclerotium.

Page 7, ligne 10 : depuis 20 jusqu'à 24, *lisez* de 4 jusqu'à 20.

Idem, ligne 26 : à la base de la valve, *lisez* à la base de l'embryon.

Page 10, ligne 21 : bulle, *lisez* balle.

Page 21, ligne 22 : sans la chaleur et l'humidité, *lisez* sans la chaleur, l'humidité et un acide.

Page 39, ligne 24 : Curet, *lisez* Cauret.

Idem, ligne dernière : Orgeollet, *lisez* Orjollet.

Page 61, lignes 19, 20, 21 : depuis le mot : sous lui, *lisez* sous lui l'embryon, et de chacune de ces valves découpées sortent de leurs aisselles les deux petits filets blancs qui soutiennent les anthères.

OBSERVATION.

Le mot *invasion*, employé par divers auteurs en médecine pour désigner l'origine d'une maladie, est usité dans cet ouvrage pour indiquer l'action d'envahir et de s'étendre qu'exercent les principes délétères sur une ou plusieurs parties de l'organisation animale. Le mot *fermentation* indique l'origine.

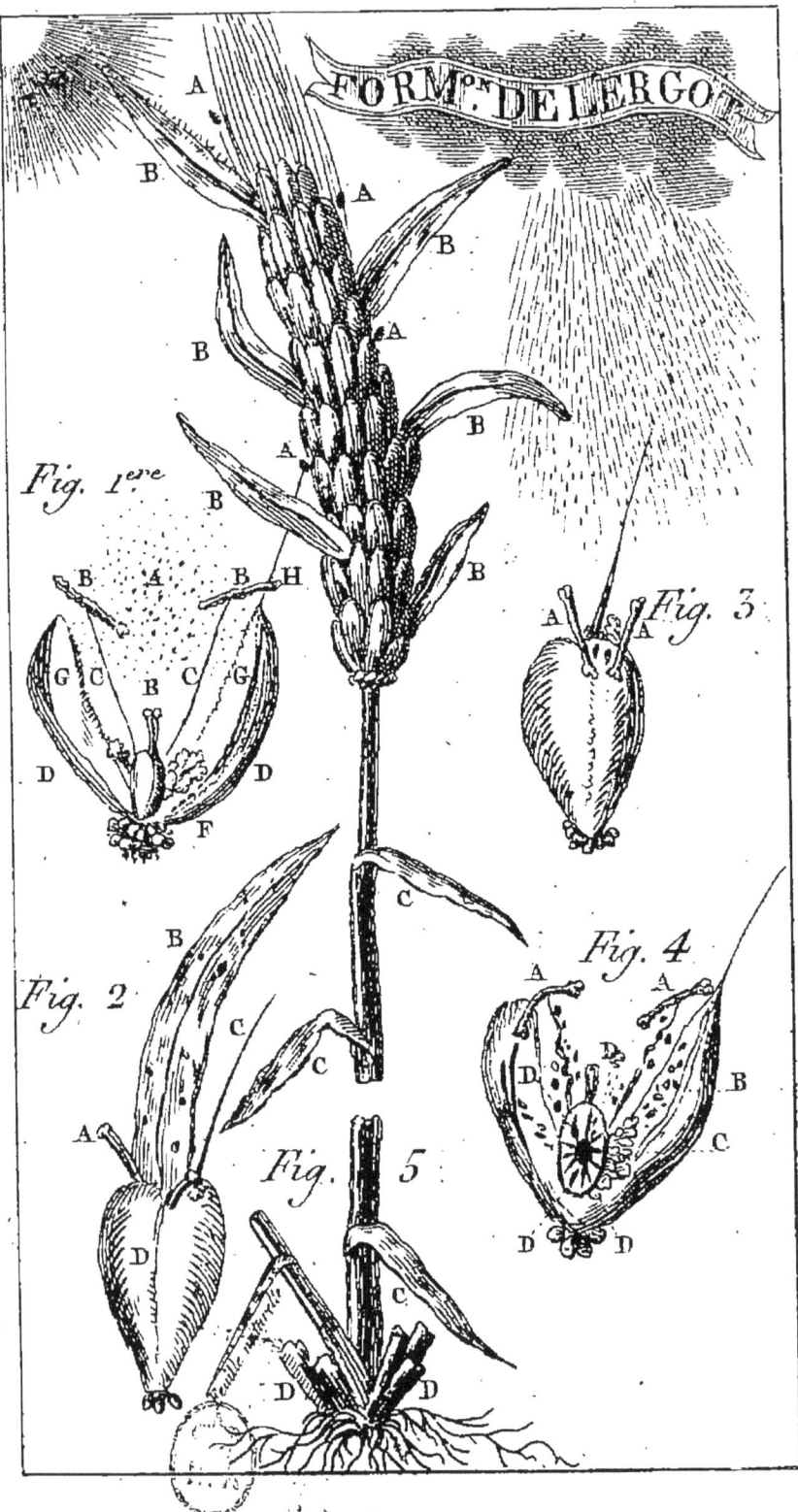

FORM.ᴺ DE L'ERGOT

Fig. 1.ᵉʳᵉ

Fig. 2

Fig. 3

Fig. 4

Fig. 5

www.ingramcontent.com/pod-product-compliance
Lightning Source LLC
Chambersburg PA
CBHW072315210326
41519CB00057B/5087